骨关节炎健康管理专业培训手册

Osteoarthritis Health Professional Training Manual

骨关节炎健康管理专业培训手册
Osteoarthritis Health Professional Training Manual

原　著　David J. Hunter

　　　　Jillian P. Eyles

主　译　倪国新

译校者　（以姓名汉语拼音为序）

　　　　樊孝俊（厦门大学附属第一医院康复医学科）

　　　　何凌骁（厦门大学公共卫生学院）

　　　　李宇晟（中南大学湘雅医院骨科）

　　　　倪国新（厦门大学附属第一医院康复医学科）

　　　　苏春涛（厦门大学附属第一医院康复医学科）

　　　　王立娟（北京体育大学运动医学与康复学院）

　　　　王蕴琦（龙岩学院体育与健康学院）

　　　　王姿人（北京体育大学运动医学与康复学院）

　　　　叶海程（厦门大学附属第一医院康复医学科）

北京大学医学出版社

GUGUANJIEYAN JIANKANG GUANLI ZHUANYE PEIXUN SHOUCE

图书在版编目（CIP）数据

骨关节炎健康管理专业培训手册/（澳）大卫·J. 亨特（David J. Hunter），（澳）吉莉安·
P. 埃尔斯（Jillian P. Eyles）原著；倪国新主译 . —北京：北京大学医学出版社，2025.1
书名原文：Osteoarthritis Health Professional Training Manual
ISBN 978-7-5659-3135-2

I. ①骨… Ⅱ. ①大… ②吉… ③倪… Ⅲ. ①关节炎－防治－手册 Ⅳ. ① R684.3-62

中国国家版本馆 CIP 数据核字（2024）第 081472 号

北京市版权局著作权合同登记号：图字：01-2023-5049

> **注意**
>
> 本书涉及领域的知识和实践标准在不断变化。新的研究和经验拓展我们的理解，因此须对研究方法、专业实践或医疗方法作出调整。从业者和研究人员必须始终依靠自身经验和知识来评估和使用本书中提到的所有信息、方法、化合物或本书中描述的实验。在使用这些信息或方法时，他们应注意自身和他人的安全，包括注意他们负有专业责任的当事人的安全。在法律允许的最大范围内，爱思唯尔、译文的原文作者、原文编辑及原文内容提供者均不对因产品责任、疏忽或其他人身或财产伤害及（或）损失承担责任，亦不对由于使用或操作文中提到的方法、产品、说明或思想而导致的人身或财产伤害及（或）损失承担责任。

骨关节炎健康管理专业培训手册

主　　译：倪国新
出版发行：北京大学医学出版社
地　　址：（100191）北京市海淀区学院路 38 号　北京大学医学部院内
电　　话：发行部 010-82802230；图书邮购 010-82802495
网　　址：http://www.pumpress.com.cn
E-mail：booksale@bjmu.edu.cn
印　　刷：北京信彩瑞禾印刷厂
经　　销：新华书店
责任编辑：陶佳琦　　责任校对：靳新强　　责任印制：李　啸
开　　本：787 mm×1092 mm　1/16　印张：13.25　字数：305 千字
版　　次：2025 年 1 月第 1 版　2025 年 1 月第 1 次印刷
书　　号：ISBN 978-7-5659-3135-2
定　　价：125.00 元
版权所有，违者必究
（凡属质量问题请与本社发行部联系退换）

致　谢

　　感谢国家社会科学基金项目（23BTY117）的基金支持，为本书的顺利出版提供了重要保障。

主译简介

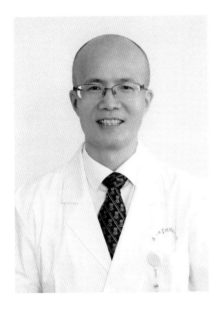

倪国新，主任医师，教授，博士生导师，博士后合作导师，香港大学李嘉诚医学院博士，德国洪堡学者。现任厦门大学附属第一医院康复医学科主任，厦门市骨与运动康复重点实验室主任。为厦门市双百创新人才及高层次 A 类人才、福建省高层次 B 类人才。

兼任中华预防医学会体育运动与健康分会副主任委员、中国老年医学学会运动健康分会副会长、厦门市医师协会康复医师分会会长、厦门市体育运动与健康专委会主任委员等职务。受聘为 *Frontiers in Physiology*（JCR1 区）、*Heliyon*（JCR2 区）杂志副主编、多个被 SCI 收录杂志编委会和顾问委员会委员，为 40 多种国际知名期刊特邀审稿专家，国家自然科学基金会评专家。主持澳大利亚长江奋进奖学金项目、德国洪堡基金课题、国家重点研发计划课题、国家自然科学基金、国家社会科学基金等国内外研究课题 30 余项。以第一作者和（或）通讯作者发表被 SCI 收录的文章 80 余篇。出版中、英文专著 18 部，授权专利、软件著作权等 18 项。为首批国家健康科普专家和首批国家卫生健康技术推广服务专家，荣获健康报"2021 年度健康传播影响力人物"和"2023 年科普专家库优秀审稿专家"称号。

译者前言

骨关节炎是 21 世纪重大的公共健康问题，在与残疾相关的疾病中，它是仅次于糖尿病和痴呆的增长最快的疾病，给个人和社会带来了巨大的负担。国内外知名专业学术组织一致推荐教育、运动和体重控制等为适合所有患者的核心治疗手段，然而，这些性价比高、具有循证证据的方法在临床实践中并没有受到重视。导致这种局面的原因是多方面的，其中，医疗卫生人员相关知识和技能的不足尤为值得关注。作为全球第一本旨在帮助医疗卫生人员获取骨关节炎管理知识和技能的手册，《骨关节炎健康管理专业培训手册》的出版恰逢其时，有着十分重要的现实意义。

目前，全世界正在经历从与骨关节炎相关急性期治疗向慢性疾病管理模型的范式转变，尤其在过去十年中，不少新兴的多学科合作的骨关节炎健康管理模式被开发出来，在推动以运动干预为主的核心治疗策略中发挥着重要作用。医疗卫生人员作为疾病管理的关键环节，有责任了解、掌握并主动推广相关理念、方法和技术，使其成为骨关节炎整个病程规范管理的核心部分。

2020 年，在国际骨关节炎研究学会"共同努力倡议（Joint Effort Initiative）"的支持下，国际跨专业专家研究小组制订了"合格医疗卫生人员优化骨关节炎患者照护核心能力框架"。本书正是在此框架基础上编撰的，主要内容包括"以人为中心照护"的沟通技巧、共病视角下的骨关节炎管理、骨关节炎管理的核心要素以及主要辅助性干预方法、医疗卫生人员之间的合作等。本书的出版为医疗卫生人员提供了一个极佳的机会，以便他们能够学习到这些有创造性但不失实用性的内容，提升骨关节炎最佳证据照护的能力和信心，并了解该领域的发展方向。

《骨关节炎健康管理专业培训手册》的编写团队汇集了很多国际知名的骨关节炎专家，相关内容基于从临床实践指南、系统综述和随机对照研究中整合出的证据。本书特别强调采取"以人为中心"的方式，以增加骨关节炎患者对行之有效的生活方式和自我管理干预的接受度，的确是一本可以帮助医疗卫生人员获取骨关节炎管理知识和技能的、既专业又实用的培训手册。本书的译者既有运动医学与康复医学等领域的医学专家，也有运动康复和公共卫生领域的一线工作者，他们大多具有国外相关专业的学习和工作经历。每位译者都在工作之余耗费了很多时间对原文和译文精推细敲、反复斟酌，几经修订才使本书得以呈现在读者面前，衷心感谢他们的辛苦付出。若仍有不足之处，恳请各位专家、同仁和读者不吝赐教。

倪国新
2024 年 8 月于厦门

原著前言

我们不断扩大的全球人口正在经历肥胖流行和老龄化，这直接助推了骨关节炎患病人数的激增。患病人数从 1990 年的 2.4751 亿增加到 2019 年的 5.2781 亿，增幅达 113.25%[1]。骨关节炎是一种影响滑膜关节组织的慢性疾病，是最常见的一类关节炎。患者通常表现为疼痛、僵硬和参与日常身体活动和心理活动的能力下降。骨关节炎被公认为是全球残疾的主要原因，也是健康老龄化的主要威胁因素[2]。

对骨关节炎进行干预的最佳证据和一线治疗方法包括患者教育和自我管理支持、身体活动和运动以及体重控制[3-5]。然而，将这些转化成临床实践却并不容易。研究表明，骨关节炎照护最佳证据的实施往往受限于医疗卫生人员知识和技能的不足[6-7]。目前，在如何诊断和管理骨关节炎等方面，医疗卫生人员缺乏跨学科的国际培训项目，本书正是在这一背景下创作的。

我们很荣幸邀请到很多国际知名骨关节炎专家参与本书的撰写，他们结合从临床实践指南、系统综述和随机试验中整合出的证据撰写相关章节，帮助医疗卫生人员获取骨关节炎患者管理的知识和技能。《骨关节炎健康管理专业培训手册》为医疗卫生人员提供了一个极佳的工具，让他们能够学习到这些有创造性但不失实用性的内容，并提升了提供骨关节炎照护最佳证据的信心。

本书是在"合格医疗卫生人员优化骨关节炎患者照护核心能力框架"研究的基础上创作的，该研究得到了国际骨关节炎研究学会"共同努力倡议"的支持，由 Hinman 等完成[8]。这一框架基于由研究人员、临床医生和消费者代表组成的国际（31 个国家）跨专业（18 个学科）德尔菲专家研究小组达成的协议[8]，形成的核心能力被映射到 10 个临床专业领域，最终构成了本书的 10 个章节。本书特别强调采取"以人为中心"的方式，以增加骨关节炎患者对行之有效的生活方式和自我管理干预的接受度。事实上，正如现代临床医学之父威廉·奥斯勒（1849—1919 年）所观察到的那样："知道患病的人是什么样的人比知道这个人患的是什么病更重要。"

《骨关节炎健康管理专业培训手册》一书共 10 章，按逻辑顺序排列，便于读者获取骨关节炎照护的基本知识和技能。也就是说，这些章节相对独立，学习时不受先后顺序的限制。前 3 章介绍了骨关节炎的发病机制和患病率、支持"以人为中心照护"的沟通技巧、患者评估技术，以及从共病角度看待骨关节炎管理；接下来的 3 章介绍了骨关节炎管理的核心要素，包括自我管理和生活方式改变的教育和支持、身体活动和运动以及体重控制；第七至第九章提供了其他康复治疗、药物治疗和手术的最佳证据；最后一章提供了促进医疗卫生人员之间合作的指导，为骨关节炎患者提供最佳支持，并强调了未来该领域发展的机会。

《骨关节炎健康管理专业培训手册》是第一本为不同学科或场景的医疗卫生人员提供全面资源以指导应用最佳证据对骨关节炎进行管理的手册。在这个领域，还有很多专注于疾病知识及管理的经典教科书，然而它们的受众群体并不一定是那些试图提高骨关节炎患者管理能力的临床人员。这个关键的区分因素很重要，因为我们关注的是通过提高临床人员的技能来优化骨关节炎患者照护，而不仅仅是增长其感兴趣的知识。本手册没有为读者的既往知识或任何特定实践范围设限，相反却有意将覆盖范围扩大，新进入这个领域和参与全科护理的人，以及骨关节炎专业人士都可从中获益。它也适用于医学、护理学和专职的（其他）健康学科的学生。

再次感谢负责各章撰写的杰出编者团队。我们希望您能感受到本书的丰富内容，希望本书的内容能够增长您的知识并提升您对骨关节炎患者照护的能力。最后，感谢那些患者，他们是我们的服务对象，也是我们编撰此书的动力来源，期待他们所获得的照护得到提升的同时，也有能力管理好自己的健康。毕竟，正如威廉·梅奥（1861—1939 年）所说的："医学的目的是预防疾病和延长寿命，医学的理想状态是不需要医生。"

（倪国新　译　王姿入　校）

参考文献请扫描书末二维码

原著名单

Kim L. Bennell, Department of Physiotherapy, The University of Melbourne, Melbourne, VIC, Australia

Sita M.A. Bierma-Zeinstra, Department of General Practice & Department of Orthopedics and Sports Medicine, Erasmus MC - University Medical Centre Rotterdam, The Netherlands

Jocelyn L. Bowden, The Kolling Institute, Sydney Musculoskeletal Health, The University of Sydney and the Northern Sydney Local Health District, Sydney, NSW, Australia

Samantha Bunzli, The University of Melbourne, Department of Surgery, St Vincent's Hospital, Parkville, VIC, Australia

Peter F.M. Choong, University of Melbourne, Department of Surgery, Melbourne Medical School, Parkville, VIC, Australia

Phillip Cox, Department of Health and Exercise Science, Wake Forest University, Winston-Salem, NC, United States

Zhaoli Dai, Charles Perkins Centre, School of Pharmacy, Faculty of Medicine and Health, The University of Sydney, Camperdown, NSW, Australia; College of Medicine and Public Health, Flinders Health and Medical Research Institute, Flinders University, Adelaide, SA, Australia

Richard O. Day, Clinical Pharmacology & Toxicology, St Vincent's Hospital, Sydney and St Vincent's Clinical Campus, University of New South Wales, Sydney, Australia

Leticia Deveza, Rheumatology Department, Royal North Shore Hospital and Institute of Bone and Joint Research, Kolling Institute, University of Sydney, Sydney, New South Wales, Australia

Michelle M. Dowsey, Department of Surgery, University of Melbourne, St Vincent's Hospital Melbourne, Melbourne, VIC, Australia

Jillian P. Eyles, Kolling Institute of Medical Research, Sydney Musculoskeletal Health, The University of Sydney, Sydney, NSW, Australia

Marius Henriksen, The Parker Institute, Copenhagen University, Hospital Bispebjerg, Frederiksberg, Denmark; Department of Clinical Medicine, Faculty of Health and Medical Sciences, Copenhagen University, Copenhagen, Denmark

Howard Hillstrom, Leon Root, Motion Analysis Laboratory, Hospital for Special Surgery, New York, NY, United States

Rana S. Hinman, Department of Physiotherapy, The University of Melbourne, Melbourne, VIC, Australia

Melanie A. Holden, School of Medicine, Keele University, Keele, Staffordshire, United Kingdom

Sarah Kobayashi, The Kolling Institute, Sydney Musculoskeletal Health, The University of Sydney and the Northern Sydney Local Health District, Sydney, NSW, Australia; Institute of Bone and Joint Research, Kolling Institute, The University of Sydney, Sydney, NSW, Australia

Shannon L. Mihalko, Department of Health and Exercise Science, Wake Forest University, Winston-Salem, NC, United States

Rebecca Moyer, School of Physiotherapy, Dalhousie University, Halifax, NS, Canada

Philippa Nicolson, Nuffield Department of Orthopaedics, Rheumatology and Musculoskeletal Sciences, University of Oxford, Oxford, United Kingdom

Carin Pratt, Department of Physiotherapy, Royal North Shore Hospital, Northern Sydney Local Health District, Sydney, NSW, Australia

Nina Østerås, National Advisory Unit on Rehabilitation in Rheumatology, Division of Rheumatology and Research, Diakonhjemmet Hospital, Oslo, Norway

Martin van der Esch, Reade Centre for Rehabilitation and Rheumatology Amsterdam, University of Applied Sciences Amsterdam, Amsterdam, the Netherlands

Shirley P. Yu, Department of Rheumatology, Royal North Shore Hospital, Sydney and Sydney Musculoskeletal Health, The Kolling Institute, School of Medicine, Faculty of Medicine and Health, University of Sydney, Sydney, NSW, Australia

Yuqing Zhang, Department of Medicine, Section of Rheumatology, Allergy, and Immunology, Massachusetts General Hospital, Harvard Medical School, Boston, MA, United States

目　录

第一章

骨关节炎、沟通和"以人为中心照护"

Nina Østerås | Samantha Bunzli

倪国新 译 王立娟 校

临床实践要点和证据总结

- 人们普遍误解骨关节炎是一种与疼痛和残疾相关的"磨损性"疾病，而且症状会不可避免地越来越重。
- 事实上，与骨关节炎相关的疼痛和残疾会受到生物-心理-社会因素的影响，而这些因素是可以改变的。
- 作为一种复杂的疾病，骨关节炎的病理变化涉及关节内和关节周围的各种结构。
- 骨关节炎患者可以通过获取所需的知识、技能和资源来帮助控制症状，并参与必要的活动。
- 4C［即同情式（compassionate）、好奇式（curious）、协作式（collaborative）和批判式（critical）］沟通框架可被用来提升那些需要照护的患者的能力。

一、概述

本章将介绍骨关节炎这一疾病、它有多常见以及它是如何对个体产生影响的。此外，为了优化"以人为中心照护"，让骨关节炎患者健康地生活，有必要讨论如何在一个临床适用框架内与患者进行有效的沟通。

二、骨关节炎的发病机制和流行病学

（一）什么是骨关节炎?

骨关节炎是最常见的一种关节疾病，患者常常会感到关节僵硬和疼痛[1]。过去人们总认为关节会因为使用而逐渐磨损，且随着年龄的增长这种磨损的发生不可避免，因此骨关节炎也曾被称为"磨损性"关节炎。然而，目前已知骨关节炎的病理过程十分复杂，作为一种全关节的疾病，它累及关节软骨、软骨下骨、韧带、关节囊、滑膜和关节周围肌肉[2]。尽管发病机制尚不完全明了，但有学者认为，微观和宏观的关节损伤会引发细胞应激和细胞外基质降解，这会激活适应不良的修复反应，包括滑膜炎症以及关节组织在分子层面的破坏和修复失衡，进而导致软骨丢失和骨重塑（如骨赘形成、骨髓损害、软骨下硬化和囊肿)(图1.1),这些变化最终会对关节正常的功能产生影响[3-4]。

骨关节炎患者经常会出现关节疼痛、肿胀、休息后僵硬和关节异响等症状和体征[5]。这些会负面影响患者的身体活动水平,而身体活动水平的下降会导致肌肉力量下降、韧带松弛、关节无力感或关节不稳和失控。骨关节炎的诊断可以基于临床表现和(或)影像学特征,对那些具有典型骨关节炎临床表现的患者是不需要通过影像学特征来做出诊断的[6],骨关节炎典型的临床表现包括与活动相关的关节疼痛、关节线压痛、活动受限、异响、偶尔渗出以及不同程度的局部炎症[4]。而对那些表现并不典型的患者,建议进行影像学检查来帮助确认骨关节炎的诊断和(或)进行鉴别诊断[6]。在常规X线片上看到的典型骨关节炎影像学特征包括关节间隙变窄、骨赘和软骨下硬化[7]。

(二)骨关节炎是如何发生的?

导致骨关节炎的危险因素很多,包括年龄增加、女性、肥胖、遗传(骨关节炎家族史)、关节损伤、关节手术史、髋关节畸形(凸轮畸形或髋臼发育不良)、膝关节对线不良、关节生物力学负荷增加(如肥胖或繁重的工作活动)、膝伸肌无力,以及全身低度炎症等[1, 8, 9]。

骨关节炎通常被描述为一种具有广泛潜在成因的异质性疾病,因此它应该被视为一种综合征,而不是单一疾病。每一种风险因素都可能对应一种导致骨关节炎发生的成因,例如,引起老年性骨关节炎发生的成因应该有别于与关节损伤或肥胖相关骨关节炎发生的成因[9]。有人提出了骨关节炎不同的亚群或表型,包括创伤后、机械过载、炎症、代谢改变、衰老/细胞衰老、遗传和疼痛等[9-10]。然而,还需要更多的研究来验证这些表型。

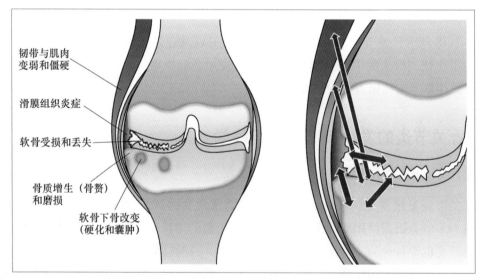

图1.1 骨关节炎患者的膝关节示意图。左侧显示了与疾病的临床和结构变化相关的各种组织。请注意,软骨是唯一没有神经支配的组织。右侧显示了骨关节炎中软骨、骨和滑膜组织之间的双向相互作用,以及这种相互作用与韧带和肌肉之间的双向关系。在软骨、骨和滑膜组织之间的相互作用中,其中可能起主导作用的组织应作为治疗的靶点(*Reproduced from Bijlsma,Berenbaum & Lafeber. Lancet 2011;377:2115e2126.*)

（三）骨关节炎有多常见?

全球有超过 5 亿骨关节炎患者，约占总人口的 6%[11]。伴随着人口老龄化和肥胖问题日益严重，预计全球髋关节和膝关节骨关节炎的患病人数还将增加[10]。骨关节炎可发生在任一滑膜关节，但最常见于髋关节、膝关节和手部关节[10]。

手、髋和膝关节骨关节炎的分类标准早已制定[12-14]，骨关节炎可分为放射性骨关节炎（显示结构变化）或症状性放射性骨关节炎（结构变化和关节疼痛）。由于近一半具有骨关节炎放射学特征的患者并没有临床症状（反之亦然）[10]，按照不同分类标准统计出来的患病率会有所不同。

骨关节炎的患病率不仅取决于所采用的标准，还取决于关节部位、年龄、性别和所调查的国家[15]。美国 Framingham 社区队列研究结果显示：放射性和症状性髋关节炎年龄标准化的患病率分别为 20% 和 4%[16]，而手关节炎则分别为 41% 和 13%[17]。在瑞典，一项针对成年人（56 ～ 84 岁）的研究发现，放射性和症状性膝关节骨关节炎的发病率分别为 25% 和 11%[18]。与男性相比，女性髋关节和手部骨关节炎（而非膝关节骨关节炎）的患病率更高[15]（图 1.2）。膝关节、髋关节和手部关节终生患症状性骨关节炎的风险分别约为 50%、25% 和 40%[19-21]。

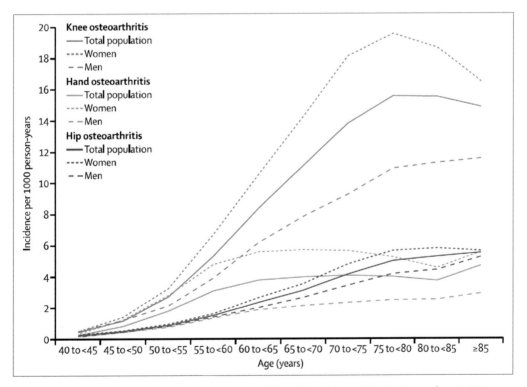

图 1.2 Osteoarthritis incidence. Footnote：Age-specific and gender-specific incidence（per 1000 person-years）of knee osteoarthritis（white），handosteoarthritis（black），and hip osteoarthritis（gray）. These data are representative of the general population from Catalonia（Spain）. *Reproduced from Prieto-Alhambra et al. Ann Rheum Dis 2014；73：1659e1664.*（应版权方要求保留英文）

骨关节炎可能发生在单一关节或多个关节。一项在瑞典的基于注册登记数据的研究发现：在经医生诊断为骨关节炎（脊椎除外的任一关节部位）的患者（年龄在45岁及以上）中，27%的患者患有多关节骨关节炎[22]。

（四）骨关节炎的影响与负担

骨关节炎患者可能会经历不同严重程度的残疾：从轻微影响（如间歇性疼痛）到较小影响（如对日常活动的影响）再到严重伤残（如慢性疼痛和功能丧失）。然而，骨关节炎的影响和负担并不是一成不变的，因为疼痛和残疾的程度可能会有波动和起伏，而且这种"发作"的情形很常见。与许多患者的认知相反，关节置换术并不是大多数患者的必然结局[23-25]。纵向研究结果显示，骨关节炎患者的结构进展、症状和功能限制并不都表现为渐进性的变化趋势，而是呈现高度个体化的特性，可能存在不同的长期变化轨迹[26]。一项针对50岁以上患有症状性膝关节骨关节炎人群长达6年的跟踪研究结果发现，疼痛的变化有着5种不同的变化轨迹（图1.3）[26]。

对于许多患者来说，骨关节炎所引起的疼痛和残疾会严重影响他们的日常功能。长远来看，持续疼痛和残疾可能会导致患者活动受限、参与受限、睡眠障碍、疲劳、抑郁或焦虑情绪，最终可能导致其独立性丧失和生活质量下降[5]。

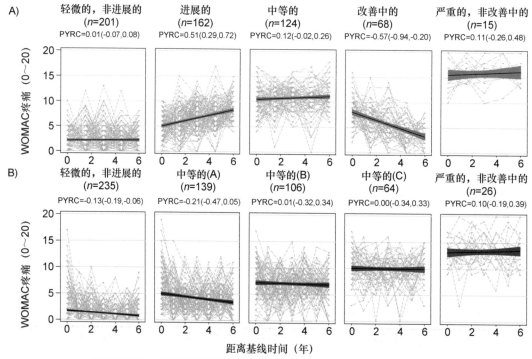

实线是拟合线。虚线是绘制的原始数据点，用于显示每个轨迹组中的个体变化量。

图1.3 两组（**A**：CAS-K组；**B**：匹配的OAI组）人员（$n = 570$）WOMAC疼痛评分的变化情况。
注：PYRC为WOMAC评分的每年变化率；括号中为95%置信区间。*Reproduced from Nicholls E et al. Osteoarthritis Cartilage. 2014 Dec；22（12）：2041-50.*

与非骨关节炎患者相比，骨关节炎患者合并其他慢性疾病的概率更高（67% *vs.* 56%），最常见的合并症包括卒中、消化性溃疡和代谢综合征[27]。骨关节炎被认为是一种严重的疾病，会直接以及与相关合并症一道共同导致过早衰老、社会功能丧失和过早死亡风险增加[5]。此外，它会在很大程度上限制一些主要的日常生活活动（如四处走动、做家务、参与工作和其他活动）。既往的研究表明，与类风湿关节炎患者相比，骨关节炎患者报告了更严重的疼痛、残疾、抑郁和失眠[28]。而与非骨关节炎患者相比，骨关节炎患者存在更多的参与限制、活动和工作限制。在瑞典，一项基于人群的注册登记的研究发现，与普通人群相比，膝关节骨关节炎患者病请假的风险增加了近 2 倍，领取残疾抚恤金的风险增加了约 40% ～ 50%[29]。

三、支持骨关节炎"以人为中心照护"最佳证据的沟通技巧

（一）什么是骨关节炎照护的最佳证据？

骨关节炎照护的最佳证据包含对所有骨关节炎患者进行自我管理和以活动为基础的干预（包括必要时的体重管理）的教育，关节置换手术则是针对少数有晚期骨关节炎体征和症状的患者[30-31]。然而，诸多的社会、认知、行为和体制因素阻碍了患者参与照护，这些因素包括疼痛感受和残疾、对疾病常见的错误认知、诸如肥胖等合并症的存在、临床医师的偏见、转诊的途径以及报销模式。本节将在"以人为中心照护"方式框架下讨论这些因素。

（二）什么是"以人为中心照护"？

骨关节炎患者的体验受到结构、生理、情感、认知、社会、生活方式和合并症健康因素之间复杂的相互作用的影响[32-33]。要知道，其中的一些因素是可以改变的，是处在个人的掌控之中的，因此临床实践指南推荐"以人为中心照护"的方式[30-31]。"以人为中心照护"方式涉及在个体背景下对健康体验多维特征的理解、支持个体在自身独特背景下对自我体验的了解，以及制定符合个人相关目标和偏好的个性化管理计划[34]，这些都建立在有效沟通的前提下[35]。

有效沟通可以满足寻求照护者的需求（包括了解他们的认知需求以及他们的情感或社会性情绪被了解的需求）[36]，并满足他们对富有同情心、好奇心、批判性和协作性临床医生的喜好[37-39]。4C 沟通框架借鉴了现有的临床沟通模型[40]以及健康信念[41]和病患赋权的理论[42]，为临床医生提供知识和策略，以支持他们提供以人为中心的骨关节炎照护（图 1.4）。

1.同情式沟通

"以人为中心照护"是基于在生理、社会和心理层面对骨关节炎体验的认可。骨关节炎影响患者参与有价值的生活活动[37]。无法参加带薪工作或工作时间减少

图 1.4　4C 沟通框架

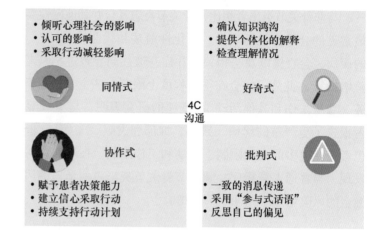

会影响经济保障；脱离休闲活动和久坐时间增加会导致社交孤立；履行传统家庭角色的困难会影响个人的自我感受[37]。此外，与骨关节炎相关的睡眠障碍还会导致情绪紊乱；如果患者认为骨关节炎是衰老进程中不可避免的一部分，是必须"学会与之共存"的，这种认知可能将导致患者对未来的恐惧和绝望[43]。因此，患有骨关节炎的人通常认为自己是"没用的人"或"不完整的人"[37]，他们精神状态不佳的概率是正常人的1.3 倍[44]。

　　某些临床医生并不认为骨关节炎是一种严重的健康问题，而会优先考虑糖尿病、心脏病等其他合并症，因为在他们眼里这些合并症会对健康造成更直接的威胁[45]。然而，骨关节炎对身体活动和心理健康的影响会严重限制人们有效管理合并症的能力[37]。临床医生对骨关节炎症状的"忽视"是令人不安的[37]。

　　痛苦、恐惧、情绪紊乱和睡眠障碍本身会加剧疼痛感受和残疾[46]。因此，了解骨关节炎对每个人的影响有助于确定潜在的干预目标。讨论敏感的心理、社会和生活方式问题对寻求照护的个体来说可能是一种情感体验。尽管一些临床医生认为这是践行"以人为中心照护"的障碍，然而寻求照护者的情感吐露为临床医生提供了一个表现同情心的机会[47]。临床医生可借此减少患者的情绪困扰、增进信任和提高治疗效果[47-48]。

　　同情式沟通一方面需要倾听和认可骨关节炎对身体、社会和心理的独特影响，另一方面也可以通过采取行动来减轻这些影响并支持个人实现其目标[49]。框 1.1 中所展示的一些行为被认为可以改善寻求照护者对临床医生的同情心的感知[48]。

框 1.1　同情式沟通的行为

ⅰ）坐着而不是站着
ⅱ）保持眼神交流
ⅲ）不打断倾诉者的倾听
ⅳ）表现出对个人及其生活环境的好奇（例如，"这种经历对你有什么影响？你是如何应对的？"）
ⅴ）识别需要表达同情的机会，包括非语言的情感暗示，并通过触摸、口头验证声明和规范化来进行回应（例如，"这对你来说一定很难""这种感觉很常见"）
ⅵ）口头陈述，保证个人得到临床医生的全力关注和支持，临床医生将与他们合作以实现他们的目标（例如，"我在这里支持你，让我们一起工作"）

---

2. 好奇式沟通

"以人为中心照护"以一种对患者有意义、不加剧痛苦和根据患者的信息需求进行调整的方式为个体提供有关骨关节炎体验的信息[35]。

根据健康信念理论，个体试图通过理解"身体在特定环境中是如何运作的"的一系列信念来理解健康症状[41]。这个信念集包括"症状是什么"（身份信念）、"是什么导致的"（因果信念）、"后果将是什么"（后果信念）、"它的可控性"（控制信念）以及"它将持续多久"（时间线信念）。人们如何理解自己的症状反映出他们会如何对症状做出反应，包括他们采取的行动。图 1.5 给出了骨关节炎患者的一些常规认识。

无论是在临床还是非临床环境中都广泛存在着针对骨关节炎的误解[43]。这些误解可能导致骨关节炎照护最佳证据的接受程度很低[50]，反过来会加重残疾和痛苦的程度并增加疾病负担[51]。常见的误解包括：

误解 1：疼痛总是损伤的标志。无论年龄大小、所处的地理环境以及是否感到疼痛，人们都一致认为疼痛是身体受损部位需要治愈或修复的信号[37, 43, 52]。这一信念在社会中根深蒂固，儿童从小就知道疼痛是一个警报系统，可以保护我们身体免受实际或潜在的威胁[43, 53]。然而，疼痛也可能发生在没有伤害或损伤的情况下，当疼痛持续的时间超过正常组织愈合时间以及阻碍人们参与有价值的生活活动时，疼痛就会变得毫无帮助[46, 54]。

误解 2：我需要拍 X 线片来看到关节内部。人们通常认为从诊断到治疗再到症状消退是一条线性路径，影像学检查则是其中的关键环节[55-56]。然而，影像学的结果与疼痛体验的相关性很低[57]，不适当的影像学检查可能导致后续不必要的检查和侵入性治疗（包括手术）[58]。此外，寻求照护者和临床医生常常因为担心会漏掉可能的严重病情而开具影像学检查，但对结果的误读（例如将与年龄相关的正常变化解释为病理性）可能会导致人们对疼痛的意义和未来的恐惧产生灾难性的认识[59]。

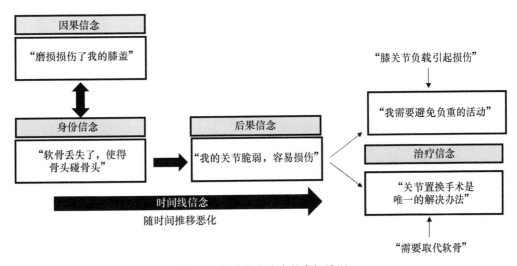

图 1.5　骨关节炎患者的常规认识

误解3：随着时间的推移疼痛只会而加剧。人们普遍认为骨关节炎是一种退行性疾病，会随着年龄的增长而恶化。然而，骨关节炎存在多种变化的轨迹，包括稳定和恢复的轨迹[26, 60]，有证据表明，这些轨迹可以受到非手术干预的积极影响[61-63]。

误解4：负重会损伤关节。一旦观察到关节结构变化的证据，人们通常会认为他们的关节容易受到损伤，并会避免负重活动以防止（进一步）损害。然而，负重对骨关节炎患者来说是安全的，适当的运动量可以提供机械负荷，这对保持关节健康至关重要[64]。

误解5：关节置换不可避免。人们普遍认为，在进行手术置换之前，除了防止其进一步损伤，自己基本没有办法"修复""磨损的"关节。过分依赖那些旨在改变疾病病理过程的生物医学干预可能会导致无助感[37, 65]。相反，一些可改变的生物-心理-社会因素（如身体活动水平、肌肉力量、饮食、睡眠）可影响疾病的体验。通过关注这些因素，人们可能有能力控制自己的症状，且在很多情况下可以避免手术[61, 63]。

好奇式沟通可通过交流了解患者所持有的特定信念[50-51]，以此发现他们是否存在一些导致无益行为和情绪反应的误解或理解偏差（表1.1）。很重要的是，有些人可能持有隐含的信念，这些只能通过观察他们的姿势、动作或活动等行为来发现。引导性行为测试是临床访谈的有益补充（欲了解更多细节，请参阅Caneiro等于2020年发表的文章[53]）。交流的问题还应该包括了解个人的期望、目标和价值观。

一旦明确存在误解和理解偏差，就需要用诊断性解释来消除它们，这些解释涉及诸多信念维度，并与赋予个人实现目标的行动明确联系在一起（表1.1）。在诊断性解释中，应避免使用那些已被证明对寻求照护者而言有意想不到的意义的诊断性术语[43, 66]，

表1.1　了解骨关节炎

信念维度	人们如何了解他们的情况？	诊断性解释举例
身份	你认为你身体出了什么问题？ 你被告知发生了什么？	影像学所观察的关节变化在无痛人群中很常见，这意味着还有其他因素和你正在经历的症状关联
因果	你如何理解你症状的成因？	很多的因素是你能控制的，如力量、柔韧性、体重、睡眠以及情绪
后果	你认为这些症状意味着什么？ 当你感到不适时你会怎么处理？ 这种不适是怎么影响你完成重要事情的能力的？	当感到不适的时候人们常常避免一些活动。然而，运动真的很重要。逐步的负重训练不仅对骨关节炎患者是安全的，对你的关节及全身健康也是必要的
控制	你能在多大程度上控制自己的症状？ 你认为怎样才能控制？	建立信心向前进，变得强壮和积极能改善你的症状，还能减少手术的需要
时间线目标与价值	你如何看待自己的未来？ 你的目标是什么？ 要想实现目标你需要做什么？	让我们一起努力制定一个计划，针对可控制的这些因素，支持你做你喜欢的活动，以便你能健康、积极地面对未来

包括"退行性变"（"我最终会坐在轮椅上"）、"磨损"（"我需要限制负重"）和"骨对骨"（"我需要关节置换"）。要用患者自己的经历和语言来解释那些多维因素（如身体活动水平、肌肉力量、饮食、睡眠）是如何形成了疼痛、痛苦和残疾这一恶性循环的，让人们对自己的处境有新的认识，正是这一循环阻碍了患者实现有价值的目标。上述过程会让患者对自己的处境有个新的理解[34]，在这个过程中，临床医生可以采用动机访谈技术[67]和授权语言（见下文的协作式沟通），鼓励患者反思他们可以做些什么来打破这一恶性循环进而实现他们的目标。随后，临床医生可以与患者合作，确定目标的优先级，并制定明确而实际的策略来实现这些目标。

应提供个体化的信息内容和信息传递方式[68]。在欧洲、北美和澳大利亚，超过一半的人口存在健康素养不足的问题[69-71]。健康素养较低、来自不同的文化和语言背景和（或）社会经济背景较差的个体，更有可能患骨关节炎，并承受更高的疾病负担[72-73]。可以依据"检查、信息包、检验"准则来根据个人的理解水平进行沟通[40, 74]。检查：个体的理解力、认知能力、语言技能和了解更多信息的愿望。信息包：以适当尺寸包装的信息，必要时候可使用视觉辅助、隐喻和书面信息。检验：可以要求患者向临床医生"反馈"他们所听到的内容，以检验他们的理解能力。为了促进学习过程，可以引导人们使用循证在线资源（如，https：//www.jointaction.info；https：//www.myjointpain.org.au/；https：//www.versusarthritis.org/aboutarthritis/conditions/osteoarthritis）。

3. 批判式沟通

批判式沟通需要临床医生反思他们对骨关节炎的理解和谈论方式，以及这可能对寻求照护者所产生的影响。有证据表明，仍有少数临床医生继续明确支持有关骨关节炎的误解[75]，这会影响他们对治疗方案的推荐。例如，一些外科医生可能会提供关节置换术的方案来缓解痛苦，因为他们认为骨关节炎缺乏非手术治疗选择[76]。对于患者而言，常常会接受到相互矛盾的关于如何管理骨关节炎的信息，这会导致他们困惑和痛苦[77]。大多数临床医生并不明确支持误解，然而其中的部分人可能会透过他们用来谈论骨关节炎的话语，无意中使这些误解得以延续。

临床医生使用损伤式话语会强化对身体活动、影像和被动干预的无益信念[43]。损伤式话语的特点是机械类比，将不健康的关节比作汽车中的"未加油的发动机"或"磨损的刹车片"。作为"机器"，关节会随着时间的推移而"磨损"和"损坏"，并且在超过"使用期限"之后使用是不安全的。认为所有关节都有"使用期限"的看法表明，骨关节炎是衰老的正常部分，人们不应该抱怨，而应该学会"忍受"，直到严重到让专业的"机械师"把磨损的部分拔出来换上新的为止[43]。损伤式话语关注的是人们因骨关节炎而不能做的事情，并将改善疾病作为首要的健康结局。

另一种可以选择的谈话方式是参与式话语[43]。根据参与式话语，"参与"（融入有价值的生活活动）是最终的健康结局，而不是没有疾病。健康的关节使人们能够"参与"（融入）有价值的生活活动，因此，无论骨关节炎的体征和症状如何，关节都可以是"健康的"。参与式话语使用了授权语言（见下文"协作式沟通"），并将关注点从个体因骨关节炎不能做的事情转移到如何支持患骨关节炎的个体积极参与生活（图1.6）。

批判式沟通除了要反思如何思考和谈论骨关节炎疾病之外，还要反思人们如何看待和谈论患有骨关节炎的人，并考虑对寻求照护者可能有的刻板印象。例如，这可能包括存在共病精神健康状况、慢性疼痛状况或可能超重的人。体重污名化（注：对于患者来说称为"耻感"）在临床医生中尤其常见[78]。这可以通过明确的刻板印象来表现，即认为超重者懒惰且难以治疗；认为他们主要强调饮食，缺乏运动是超重的主要原因；或者更含蓄地表现在与超重者合作时缺乏信心[79]。寻求照护者如果感觉到了体重耻感，可能会选择放弃进一步的治疗，这会导致糟糕的身体和心理结局。为此，临床医生需要充分意识到体重耻感这一问题的严重性，认识到体重相关因素的复杂性，既不要忽视也不应过分强调针对体重问题的讨论，并采取同情式和协作式沟通策略[81]。

4. 协作式沟通

与那些依赖他人做决定和接受被动治疗的人相比，那些可以替自己做决定并主动采取行动的人有着更好的健康结局[82]。在协作式沟通过程中，寻求照护者被定位为自身经历的专家，临床医生则被定位为与个体及其家人合作的"教练"，以确保他们在驾驭健康的旅途中拥有所需的资源和能力[43, 83]，临床医生可以通过使用赋权的语言来促进这一过程。

虽然临床医生通常使用"帮助"的语言，但这可能会强化"被帮助者"的形象，即患者自己有缺陷，需要依赖他人来"修复"[84]。因此，临床医生可以不说"我能怎么帮

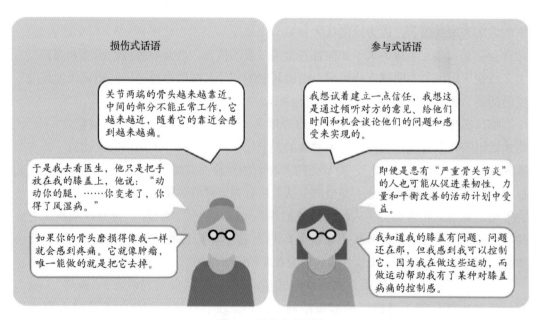

图1.6　骨关节炎话语

助你"，而是调整他们的语言，以增强个人的自我指导能力。例如，"你今天的目标是什么？""你今天想解决什么问题？"。骨关节炎患者常常会感到他们对自己的症状、病程和（或）治疗缺乏控制，这可以反映在他们使用的语言中[43]。患者可能会用第三人称指代自己的身体和疼痛，使用"膝盖"和"它"等词语[43]。为了鼓励所有权和控制权，临床医生可以明确要求患者使用"我"和"我的"来表述，如"我的膝盖"，并抓住机会通过主动而非被动的声音（如，"你对此有何感受？"而不是"这让你有何感觉？"）将感受和行动直接归因于个人[84]。每个人都有自身的优势、能力和资源。临床医生可以调整他们的语言，不要关注个人不能做的事情（如"你做什么活动有困难？"），而是通过关注人们能够做的事情，在不否认问题存在的情况下，增强个体能干和有谋略的自我意识[84]。例如，临床医生可以问："什么时候你感觉到的疼痛比平时少一点？"；"你的处境听起来很艰难，你是如何应对的？你如何才能继续做对你来说重要的事情？"

"以人为中心照护"涉及与个体的合作，需确定与最佳证据照护一致的个人相关目标，并制定现实的计划来实现这些目标。在确定目标时，临床医生可以鼓励个人明确可能有助于他们在协定时间框架内完成协定任务的助力因素[85]。个体在采取行动前需要做好充足的准备，充分了解试图要做什么和为什么要做，充分了解认识到行动的重要性，并有足够的有信心去做，只有这样才能确保能够按照管理计划行事并随着时间的推移保持行动[85]。在他们作为"教练"的角色中，临床医生有责任在整个规划和行动过程中积极评估、建立和加强准备、重要性、信心和知识。这可以通过反思和激励性的提问来实现，例如，"你认为积极主动对你有什么好处？你对变得积极和强壮有多大信心？什么会鼓励你变得更积极？"让个人具备实施行动计划所需的技能，包括管理症状的策略，这一点很重要。这可以通过指导个人根据他们的目标、健康水平和对症状的感知控制随着时间逐渐推进来促进[53]。让家人和朋友参与制定和实施行动计划可能有助于持续的行为改变[86]。

四、在践行骨关节炎照护最佳实践时还有哪些额外的考虑因素？

参与骨关节炎照护最佳实践存在许多障碍。一个常见的批评是，"以人为中心照护"很耗时，因此不具有成本效益。然而，"以人为中心照护"更快地引起了寻求照护者的关注，避免了不必要的影像学检查和昂贵的侵入性干预，并提高了治疗依从性，因此从长远来看更具成本效益[87]。

在世界各地，常见的体制层面障碍包括转诊途径（现有途径让转诊手术治疗比非手术治疗更便捷）、不适当的资助模式（包括对最佳证据照护的补偿有限），以及专科医师或联合健康预约的等待时间过长[88-90]。这些因素限制了获得照护的机会，并不成比例地影响到那些已经处于不利地位的人，如居住在城市以外、文化和语言背景不同和（或）财务资源有限的人[88]。为了解决这些障碍，建议通过制定和实施以骨关节炎为重点并符合人口健康需求的国家卫生政策来加强体制机制。

在服务层面，缺乏适当的资源来支持照护最佳实践的提供[88]。这包括与健康饮食、减肥、疼痛管理和锻炼相关的文化上适当的自我管理素材。在世界各地的土著居民中，骨关节炎的健康需求仍然未得到满足[92]。与非土著居民相比，土著居民具有患慢性病的更高的风险因素，更有可能经历骨关节炎，并承受更高的疾病负担；不太可能寻求照护[72, 93]。在澳大利亚，土著居民继续报告感到不安全、经历种族主义，以及难以理解临床医生或被他们理解[94-95]。与土著领导人和社区合作，设计和实施符合文化的骨关节炎照护是改善土著居民获得照护最佳实践和健康结局的优先事项。

五、结语

作为一种常见的疾病，骨关节炎带来了沉重的个人和社会负担。临床医生可以通过提高对骨关节炎照护最佳实践的参与度，在减轻个人和社会负担方面发挥关键作用。临床医生可以在有效沟通的基础上采取"以人为中心照护"手段，支持人们控制自己的症状，并过上与骨关节炎共存的健康生活。

六、要点

- 人们普遍误解骨关节炎是一种与疼痛和残疾相关的"磨损性"疾病，随着时间的推移，这种疾病不可避免地会恶化。
- 事实上，骨关节炎相关的疼痛和残疾受到可改变的生物-心理-社会因素的影响。
- 骨关节炎是一种复杂的疾病，影响关节内和关节周围的所有结构。
- 骨关节炎患者可以获得所需的知识、技能和资源，以控制自己的症状并参与他们重视的活动。
- 4C 沟通框架可用于通过同情式、好奇式、协作式和批判式的沟通来增强寻求照护者的能力。

参考文献请扫描书末二维码

第二章

病史采集与体格检查

Philippa Nicolson | Leticia Deveza | Melanie A. Holden

叶海程　译　苏春涛　校

一、概述

本章包括两部分。病史采集的重点是采集病史资料，包括病史采集中的沟通艺术，以及进行全面病史采集所需要的核心要素。体格检查的重点是体格检查评估，包括如何准备和系统地进行体格检查。本章还提供了膝关节、髋关节和手部关节三个常见容易受骨关节炎影响的关节的建议体格检查内容。

二、病史采集

（一）简介

病史采集被描述为"医疗卫生人员可用的最强大、最敏感和最通用的工具"[1]。对于骨关节炎的准确诊断、排除严重的基础性疾病、通过症状识别人们出现的问题（包括他们参与社会活动的能力，以及享受合理生活质量的能力），这是至关重要的[1]。因此，通过生物-心理-社会角度获得完整全面的病史信息[2-3]，在临床检查结果的支持下，是根据双方商定的目标进行合理的临床决策和量身定制治疗的先决条件。良好的医患沟通技巧是成功采集病史资料的关键。这既包括与患者的口头和非口头交流，也包括清晰、准确和简洁的书面交流。

在本章中，我们将总结医学病史采集中的沟通艺术，包括提问的类型、倾听的重要性，并进行探究总结。然后将展示全面病史采集所需的核心要素，包括疾病的起源和发展、疼痛和其他症状、合并症的作用，以及疾病对个人生活的影响。本章还将总结应用筛查"红旗征"来排除严重病理的方法、使用公认的自我报告功能结局评估方法，以及应用书面文件和记录的关键要素。也将提供一个案例示范，显示可能从潜在骨关节炎患者病史中获得的信息类型。

（二）沟通在获取准确信息中的重要性

沟通交流是成功获取病史资料的关键。采用以临床医生为中心的方法，即医疗卫生人员以一系列封闭式问题引导访谈，可能会在获取信息数量和细节方面受到限制[4]。因此，以人为中心的治疗方法，包括以人为主导的对话，以及个人根据自己的知识、感受和理解来回答问题，是最理想的[5]。许多沟通技巧可以嵌入在以人为中心的医疗访谈中，以获得详细和丰富的信息，包括：

- 积极倾听。
- 共情。
- 建立融洽的关系。
- 开放式问题。
- 封闭式探究性问题。
- 避免引导性问题。
- 避免"为什么"的问题。
- 沉默。
- 非语言沟通。

这些沟通技巧以及相关示例详见表 2.1，更详细的描述还可在其他地方找到[5]。

（三）整体性的病史采集方法

整体性的病史采集方法主要关注患者的全面健康状况，而不仅仅是他们的症状表现。每个患者都会有不同的疼痛体验，这受到许多因素的影响，包括他们的其他健康状况、身份、学识、生活经历和信仰。全面的整体性的病史采集是建立个体化管理计划的基础，可以优化长期的患者参与度和依从性。上述沟通交流技巧是在整体性的病史采集评估中引出丰富信息的关键。图 2.1 概述了对可能患有骨关节炎患者进行整体性评估的关键组成部分，下面详细介绍了这些组成部分。

（四）症状的评估

在详细探讨具体症状之前，询问患者他们的主要症状是什么，这些症状他们经历了多长时间，以及他们的症状在病情过程中是如何变化的，是很有帮助的。询问他们认为引起该症状的原因是什么，以及他们病情的未来会如何，可以提供有价值的见解。

- 疼痛
  - 位置　患者在哪里感受到疼痛？使用人体图表展示是有帮助的。疼痛是局部的、放射的、靠近关节的还是全身性的？
  - 类型　疼痛的性质很重要。请病人用自己的话描述疼痛的性质。常用的描述词是尖锐的、深部的、闷痛的、烧灼的、刺痛的。是否有相关的麻木或刺痛（可能表明神经受累）？
  - 使用止痛剂　他们使用什么止痛药，什么频次，一天中什么时间使用？询问目前和以前使用的镇痛药，以及这些镇痛药的效果。
- 功能
  - 个人的日常功能如何受到影响？让患者描述典型的一天是获得详细信息的有效

表 2.1　以人为中心的沟通技巧[1]

沟通技巧	技巧内涵	示例
积极倾听	积极倾听是一个动态的过程，既包括听到所说的内容，也包括处理、解释和理解相关信息。医疗卫生人员有意识地选择给予个人关注，不受外部干扰（例如，电话铃响）和内部干扰（例如，偏见、歧视、品头论足）。	你问患者身体活动水平，他们的水平很低。当他们解释为什么从事某项活动是困难的时候，你听到了他们所说的话，却把它理解为借口，而不是解决问题的理由。通过专注于当下而不是专注于你先入为主的想法来克服这种内在的干扰。
共情	共情包括在智力上认同另一个人的感觉、想法或态度。表达共情可以让患者感到被理解。共情可以通过几种方式表达，包括点头、发表声明、提出后续问题。	"以我个人的经验，我知道长时间经历疼痛是非常令人沮丧的。你现在觉得怎么样呢？"
建立融洽的关系	建立良好的融洽关系可以让个人感到舒适，有助于使沟通更加开诚布公。适当的自我介绍，恭敬地与对方互动，让对方感到舒适，这些都有助于建立融洽关系。	"你好，琼斯太太，我叫艾玛·法曼。我是你的康复治疗师，我的工作就是帮助你处理好关节问题。首先，我想问几个关于你的不适的问题以及是什么让你选择康复治疗的。这样可以吗？"
开放式问题	开放式问题需要的不仅仅是一个简单的"是"或"否"的答案。他们使个人能够用自己的话详细描述他们的症状和经历。	"你现在有什么症状？"（与封闭式问题"你现在有症状吗？"相反）
封闭式探究性问题	封闭式探究性问题可以引出特定的信息，并在开放式问题之后进一步探索或确认回应的细节。	在问了"你目前有什么症状？"听到"我的膝盖前部很痛"的回答时，一个合适的封闭式探究性问题可能是"那你的膝盖骨（髌骨）疼吗？"
避免引导性问题	引导性问题可以得到一个具体的答案。它们（引导性问题）会引导患者提供他/她认为卫生保健专业人员想要听到的回应。应该避免引导性问题。	"你在睡觉前吃止痛药，是吗？"，即使他们没有，他们也可能觉得有义务说"是的，我吃"，因为这个问题暗示他们应该这样做。
避免"为什么"的问题	避免"为什么"的问题可能会让患者觉得他们需要为自己的回答辩护。虽然理解患者的想法/行为背后的原因可能是必要的，但用来引出这些信息的措辞可能会影响他们的反应。	不要问"为什么你认为你需要关节置换？"你可能会问："是什么让你觉得自己需要做关节置换手术？"这个"什么"可以让患者反思他们的推理，而不会觉得你在提供判断。
沉默	提问后允许片刻的沉默，让患者对问题进行反思，从而提供更周到、更准确的回答。然而，沉默也可能表明对问题缺乏理解；非语言线索将有助于确定差异。	
非语言沟通	非语言沟通是指医疗卫生人员和患者之间不使用语言的信息传递。这是一种强有力的沟通方式，可以包括：语调、面部表情、身体姿势和位置、手势、眼神交流、外表、整体行为。	

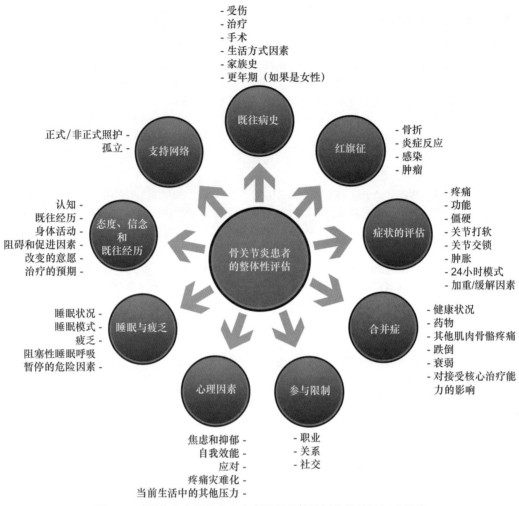

图 2.1 对可能患有骨关节炎患者进行整体性评价的关键组成部分

方法。

    ○ 使用自我报告功能结局评估（详情如下）提供关于对身体功能影响的额外信息。

- 僵硬　他们是否经历过关节僵硬？这种情况持续多久？骨关节炎容易引起局部僵硬（持续 < 30 分钟），可在坐 / 躺后复发。

- 关节打软　他们是否经历过关节打软？如果有，这种情况发生的频率如何？在这种情况发生之前有什么诱发因素吗？他们会因此而跌倒吗？

- 关节交锁　他们是否经历关节交锁？如果有，这种情况发生的频率如何？在这种情况发生之前有什么诱发因素吗？

- 肿胀　受影响的关节肿胀吗？在此之前有什么诱发因素吗？持续多长时间？

- 24 小时模式　他们的症状在白天和晚上的发展过程是怎样的？

- 加重 / 缓解因素　确定什么会使症状恶化（哪些症状受到影响）以及什么会使症状缓解，有助于指导疼痛管理。探讨确定内外部加重和缓解因素。

（五）参与限制

理解当前的状况对个人参与生活各个方面的影响是至关重要的。询问一个人想做但目前不能做的事情，可能会为骨关节炎管理明确目标。

- 职业
  - 目前的工作能力 个人目前的状况是否会影响其处理工作各方面的能力，如果有，是如何影响的？这会影响工作关系吗？
  - 能够长期胜任工作 同样重要的是要考虑个人的长期工作能力，他们是否预见到继续完成工作的所有的困难？这些潜在的困难是什么？在他们的工作中是否有潜在的替代方案或调整方案？
- 关系 除了目前的状况对工作关系的影响，重要的是要考虑对他们个人（家庭、朋友）关系的影响，包括对性关系的影响。
- 社交 询问个人的社会角色，他们是否为他人提供照顾？他们的爱好、体育运动、志愿工作、社区参与（包括参与宗教或信仰活动）是什么？

（六）既往病史

获取个人的病史可以提供重要的信息。

- 受伤 他们受过什么伤？他们从受伤中恢复过来的经历是什么？
- 治疗 他们对目前的状况或其他肌肉骨骼疼痛或健康状况进行了哪些治疗？他们的治疗经历如何？
- 手术 他们做过手术吗？这些手术是干什么用的？他们的手术和康复经历如何？
- 生活方式因素 他们现在 / 以前的饮酒、吸烟和饮食习惯是什么？
- 家族史 他们有骨关节炎的家族史吗？如果有，哪些关节受到了影响？
- 更年期（如果是女性） 她们目前是处于绝经前、绝经期还是绝经后？如果她们是绝经后，绝经是什么时候发生的？她们的关节症状在绝经期或绝经后有改变吗？

（七）合并症

骨关节炎患者通常有合并症，这些合并症对症状表现和管理有显著影响[6]。确定个人的完整全面的健康状况对最佳的骨关节炎的管理至关重要（框2.1）。

伴随骨关节炎的常见合并症包括肥胖、2 型糖尿病、高血压、心血管疾病、抑郁症和其他部位的慢性肌肉骨骼疼痛，如腰背部疼痛。合并症的存在影响骨关节炎的管理，特别是在药物治疗方面。可能需要根据并发症调适非药物干预手段，但值得注意的是，核心管理干预（如运动和减肥），对其他合并症也非常有益。

- 健康状况 在可能的情况下，检查已诊断的健康状况的医疗记录。询问患者在治疗中应该考虑的通常不被提及的其他情况（如听力、视力、大小便失禁）。

框 2.1 可伴随骨关节炎相关症状出现的常见合并症，代表骨关节炎患者的整体情况

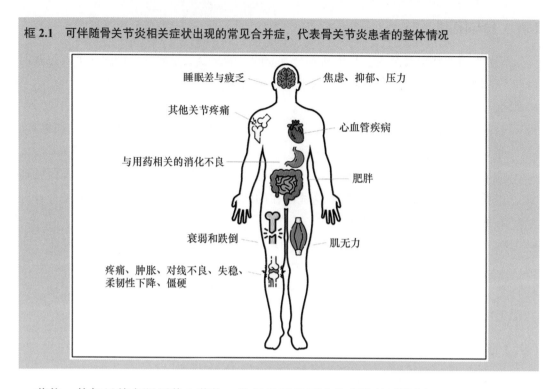

- 药物 他们目前在服用什么药物？他们是否经历这些药物的副作用？
- 其他肌肉骨骼疼痛 患者是否有其他肌肉骨骼疼痛？使用身体图表是有帮助的。这些疼痛有多久了？让他们描述每个疼痛的部位；其他肌肉骨骼疼痛对他们的功能和参与有何影响？
- 跌倒 在过去的 12 个月里，有没有跌倒过？跌倒以及所致损伤的详细情况。
- 衰弱 推荐使用结合身体客观评估［例如步行速度、计时起立–行走测试（参见"体格检查"部分）］和主观评估结果［例如社区衰弱老人评估表（PRISMA 7 Questionnaire）[7]；Tilburg 衰弱指数[8]］来识别衰弱。
- 对接受核心治疗能力的影响。

（八）心理因素

心理因素会对患者的骨关节炎经历产生重大影响，在设计治疗方案时必须谨慎考虑。

患有骨关节炎的人通常表现出焦虑和（或）抑郁的症状，但是这些情况往往没有被诊断出来[9]。评估情绪障碍是骨关节炎管理中重点需要考虑的，因为患者可能需要额外增加治疗或适应当前治疗。

- 焦虑和抑郁
  - 询问个人如何描述他们的总体情绪，以及他们是否经历过 / 正在经历焦虑或抑郁的症状是一个很好的起点。
  - 建议使用有效的自我报告功能结局评估方法来识别焦虑和（或）抑郁。诸如流行病学研究中心抑郁量表（CES-D）[10]、医院焦虑和抑郁评分（HADS）[11]或患者健康

问卷 -9（PHQ）[12] 以及抑郁、焦虑和压力量表（DASS-21）[13] 等评估工具是有效和可靠的。

- 自我效能 一个人相信自己有能力控制骨关节炎，这与更好的治疗结果有关[14]。问："你对自己能做出这个改变有多大信心？" 从 0（根本没有）到 10（非常有）可以给出一个指示。更长的自我报告功能结局评估可用于自我效能的详细评估。

- 应对 一个人如何应对疼痛会对骨关节炎的管理产生重大影响。使用有效问卷，如应对策略问卷（CSQ）[15]，可以识别应对反应。一种特别重要的应对反应是疼痛灾难化。

- 疼痛灾难化 患者是否觉得他们无法停止思考他们的痛苦？他们会放大自己的痛苦吗？他们对自己的痛苦感到无助吗？疼痛灾难化量表（PCS）[16] 是一份有效的评估灾难化的问卷。

- 当前生活中的其他压力 询问患者当前生活中造成压力的其他原因，以及压力如何影响其当前状况，从而突出参与治疗的障碍。

（九）睡眠与疲乏

骨关节炎与睡眠障碍显著相关，而这通常被健康从业者所忽视[17]。睡眠质量差和疲乏问题与健康状况恶化有关，因此在评估期间识别这些问题对于进行适当的管理非常重要。

- 睡眠状况 患者既往是否存在睡眠问题（如失眠或阻塞性睡眠呼吸暂停）。

- 睡眠模式 患者通常的睡眠模式是什么？这是否受到他们目前状况的影响？如何影响？这种情况持续多久了？他们能患侧卧吗？睡眠中断可能是骨关节炎严重程度和易激惹性的一个指标，也可能是先前存在的或伴随的失眠。

- 疲乏 患者是否会完全感到疲倦或缺乏活力？他们对此有什么经验？这种情况持续多久了？它如何影响日常生活？他们注意到恶化因素了吗？他们如何应对疲乏？

- 阻塞性睡眠呼吸暂停的危险因素 如果自我报告不明原因的睡眠中断，他们是否有阻塞性睡眠呼吸暂停的风险因素：超重、老年、高血压、吸烟、慢性鼻塞、2 型糖尿病。

（十）支持网络

深入了解个人的社交网络对于规划管理和识别参与骨关节炎照护最佳证据的障碍非常重要。

- 正式 / 非正式照护 患者是否接受照护，照护包括哪些内容？由谁提供照护？照护是非正式的（无偿的）还是正式的（有偿的）？

- 孤立 患者是否感到社交孤立？询问他们的社交网络和联系人，以及他们是否希望有更多的社交联系，可以帮助制订治疗方案和确定治疗目标。

（十一）态度和信念

态度、信念和既往经历可能成为参与骨关节炎管理的驱动或阻碍。在设置治疗计划和目标之前，重要的是要了解患者的状态。

- **认知** 患者对自己的病情、预后和治疗方法了解和相信多少？
- **既往经历** 患者先前接受过什么治疗？他们的治疗体验如何？他们发现什么治疗是有用的／没用的？
- **身体活动** 患者目前的身体活动是什么水平？他们的身体状况对他们的身体活动有影响吗？能持续多久？
- **阻碍和促进因素** 询问可能有助于或阻碍参与核心治疗的因素，可以最大限度地提高患者的参与度和依从性。
- **改变的意愿** 在开始骨关节炎管理方案之前，衡量患者改变的意愿是很重要的。问："做出这个改变对你来说有多重要？"从 0（根本不需要）到 10（非常重要）可以给出一个指示。
- **治疗的预期** 患者对治疗（内容）的预期是什么？他们希望和（或）期望从治疗（结果）中获得什么？

（十二）筛查"红旗征"

病史采集的一个重要组成部分是筛查严重的病理指征（被称为"红旗征"）。表 2.2

表 2.2 严重病理指征

严重病理	示例	症状指征
感染	脓毒性关节炎 骨髓炎	发红、肿胀、高热 发热、出汗、发冷 免疫抑制史 负重困难
炎症反应	类风湿关节炎 风湿性多肌痛 晶体性关节炎，如痛风	休息时疼痛加重 持续性关节肿胀和压痛 关节发热和（或）红斑 晨僵 ≥ 30 分钟 不明原因的体重减轻
骨折	骨质疏松性骨折 外伤性骨折	突发性疼痛 创伤诱发 骨质疏松性骨折病史
肿瘤	骨肿瘤 软组织肉瘤 转移瘤	持续性非机械性骨痛 夜间或休息时加重的疼痛 癌症病史 不明原因的体重减轻 严重的持续性非机械性疼痛 严重的疲乏

列出了在评估可能患有骨关节炎的患者时应排除的严重病理指征[18]，若识别到可疑"红旗征"，必须适当地进行进一步调查。

（十三）公认的自我报告功能结局评估的应用

公认的自我报告功能结局评估应与口述的主观病史结合使用。自我报告功能结局评估提供了重要的个人观点，对衡量基线水平和监测治疗效果至关重要[19]。

结局评估必须有效、可靠及响应迅速，并且应易于管理、快速完成、负担得起并提供相关信息。结局评估核心组合已被推荐用于患有骨关节炎的个体。关节疼痛、功能和健康相关的生活质量以及工作状态已被确定为应评估的核心领域[20-21]。表 2.3 罗列了每种核心领域的结局评估示例，以及临床应用这些评估方法的使用贴士。

许多结局评估受版权和（或）商标保护，在使用前应进行核实。下面的链接提供了几种被推荐的骨关节炎评估方法：https://oarsi.org/research/outcome-measures。

（十四）目标设定

在整体性主观评估过程中收集的信息为与患者讨论他们想要实现的目标和设定的目

表 2.3　关于疼痛、功能和健康相关生活质量的自我报告功能结局评估示例

结局领域	公认的自我报告（功能）结局评估示例	使用贴士
关节疼痛	疼痛数字分级评分法（NRS）	*明确问题的整体性质或具体性质很重要（例如，行走时、休息时、平均情况、最差情况）。
	疼痛视觉模拟评分法（VAS）	
	利克特量表	*明确指出疼痛评估的时间段（例如，过去 48 小时，过去 1 周）。
	间歇性和持续性疼痛评估量表（ICOAP）[22]	
	多维健康状态测定量表中的疼痛分量表	
	西安大略和麦克马斯特（WOMAC）骨关节炎指数[23]	
	髋关节或膝关节功能障碍和骨关节炎结果评分（HOOS/KOOS）[24-25]	
	关节炎影响测量量表（AIMS）[26]	
	奎森功能障碍指数[27]	
功能性能力	西安大略和麦克马斯特（WOMAC）骨关节炎指数[23]	*在解释功能测量时，要考虑是否询问这些问题：被调查者是否"确实做"一项活动或他们是否"可以做"该活动。
	密歇根大学手概况问卷调查表[28]	
	髋关节或膝关节功能障碍和骨关节炎结果评分（HOOS/KOOS）[24-25]	
	奎森功能障碍指数[27]	
健康相关生活质量	欧洲健康相关生活质量量表（EuroQol）（例如 EQ-5D-5L）[29]	
	简明健康调查量表 36（SF-36）[30]	

标提供了重要的见解。设定目标是一种行之有效的改变行为的方法[31]。

使用结构化框架来设定目标，例如 SMART 目标，可以确保每个目标的重要方面都得到考虑。SMART 指具体的（specific）、可测量的（measurable）、可实现的（achievable）、相关的（relevant）和有时限的（time-bound）[32]。

问像这样的问题有助于指导制定 SMART 目标：

- 具体的　你想达到什么目标？为什么这对你很重要？何时、何地、和谁？
- 可测量的　你怎么知道你达到了你的目标？
- 可实现的　根据你目前的状况，以及你目前生活的其他方面，你的目标现实吗？
- 相关的　这对你重要吗？现在设定这个目标合适吗？在这个目标上，你希望谁来支持你？
- 有时限的　你想在什么时候达到你的目标？

设定目标的贴士：

- 目标要有效，就必须对个人很重要。
- 同时设定短期和长期目标。更大的长期目标通常可以被分解成更小、更短期的步骤。
- 定期重新审视目标，并做出适当的改变。
- 鼓励患者与家人、朋友和其他参与管理他们健康的人分享他们的目标。

（十五）记录的关键要素

准确的病史记录很重要，原因如下：

- 它是诊断和管理的不可或缺的组成部分。
- 它有助于在参与患者治疗或照护的不同人员之间进行信息的循环。
- 这是法律的要求。必须记录知情同意，每一页的记录都必须签名并注明日期。
- 它提供了符合专业标准的证明。

应采用系统的方法编制文件，以确保所有相关信息都得到记录。要记住的 5 个关键要素是：

- 精确性　记录应在会诊期间或会诊后尽快完成。
- 可访问性　最具临床相关性的信息必须易于找到并可立即使用。手写的笔记必须清晰易读。
- 完整性
- 简洁性　要简明扼要。
- 一致性

建议使用包含提示、标题和副标题的记录模板，以便清晰地组织信息。如果没有使用记录模板，笔记中的小标题可以帮助确保包含所有相关信息。框 2.2 概述了一个以简明和清晰的模板记录全面的病史案例。

框 2.2 使用模板记录全面病史的案例

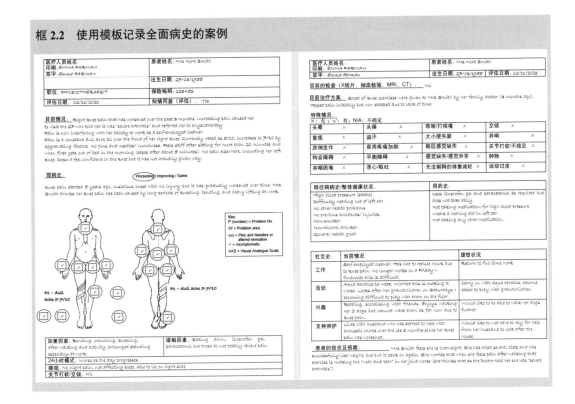

（十六）总结

全面完整的病史采集是客观评估、准确诊断、制定个性化管理方案的基础。采用本节中概述的口语和非口语沟通技巧将使临床医生能够获得准确和丰富的信息。采取系统的方法进行主观评估，并提出"超出关节范围"的问题，确保信息是患者的真实反映，以及他们目前的状况对他们生活的影响。

三、体格检查

（一）简介

体格检查应被视为病史采集的延伸，以确保诊断（包括排除严重病理）、问题识别、目标设定和治疗计划的准确。基于病史采集和体格检查信息的临床推理必须以扎实的解剖学和骨关节炎知识为基础。为了确保效率、一致性和确定异常体征发现的重要性，应该采用系统的方法。在本节中，将概述如何准备和系统地进行体格检查。将提供膝关节、髋关节、手部关节三个常见容易受骨关节炎影响的关节的建议体格检查内容。

（二）准备并进行体格检查

在体格检查之前和期间，建议采取以下步骤[34-35]：

①获得口头同意完成检查，并记录在病历中。

②考虑适当的手部和足底卫生（检查前后）。

③向患者解释你要做什么，并要求他们告诉你检查时是否会引起疼痛、不适或重现他们的症状。

④确保患者对检查感到舒服。包括他们的穿着和暴露程度。一个好的检查依赖于病人的合作情况和他们放松肌肉的能力，以及医疗卫生人员对关节、肌肉的观察和比较。

⑤注意并尊重患者的尊严、文化/宗教信仰和合作能力，相应地调整你的评估和指导。这可能包括有照护人员或翻译人员在场。

⑥考虑你可以用来进行检查的时间。预约时间可以在 10～60 分钟，相应地集中你的评估。

⑦除了关注患者提供的语言信息，也要注意非语言线索。观察疼痛的表情，包括眼睛周围不自觉的肌肉运动。

⑧使用患者的对侧（健侧）进行比较：寻找细微的差异和不对称性。

⑨筛查上下关节以排除相关疼痛（例如，如果患者出现膝关节疼痛，可以检查评估髋关节和踝关节）。

（三）体格检查的内容

无论检查的是哪一个关节，体格检查应包括四大部分：**视诊**（整体和局部观察）、**感觉**（触诊）、**活动**（关节活动度）和**测量**（关节活动范围评估、肌肉力量和长度、功能、神经系统功能和特殊测试）。这些将在下面描述。

1. 视诊

（1）整体观察

对患者进行简单的整体观察，或许可以展示出他们的功能状态和引起疼痛的活动：

- 一般身体状况（如肥胖或肌肉萎缩）：观察是否存在骨关节炎发展和进展的危险因素。
- 活动自如（例如，走进病房，坐/站，上/下床）。
- 坐、站、躺时的姿势。
- 站立时双脚位置：扁平足或胫后肌腱功能障碍，过度旋前或旋后。观察鞋子。
- 助行器的使用和使用技巧。健侧手握住手杖，肘部微微弯曲。开始行走时，手杖应向前移动一大步，使患者可以迈出疼痛的腿。

（2）关节具体观察

关节的具体检查首先是观察受影响的关节。应观察的方面包括：

- 整体的肌肉容积和存在的肌肉萎缩。
- 红斑和其他皮疹（如血管病变）。
- 肿胀。

- 瘢痕。
- 关节畸形，如骨性增大、固定屈曲畸形和过伸畸形。
- 关节力线（例如，下肢外翻、内翻或中立位力线，见框2.3）。

框2.3　外翻、内翻和中立位下肢力线[39]

　　双下肢全长X线片显示中立（左）、内翻（中）和外翻（右）位肢体力线。从股骨头的中心（代表髋关节的中心）到踝关节的中心（距骨）在每幅图像上画一条线。

　　左：当这条线横穿膝关节时，就像中立位对线一样，负重时的应力在下肢分布得很好。

　　中：当这条线在膝关节中心的内侧时（内翻力线），在膝关节的内侧（内）面有一个负重应力的异常分布。

　　右：相反，当这条线位于膝关节中心外侧（外翻力线）时，膝关节外侧的负重应力更大。

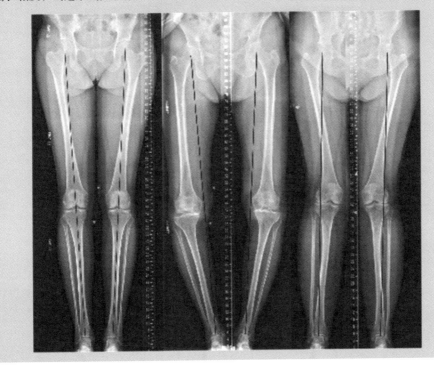

（3）步态观察

　　应对下肢或腰椎有问题的患者进行步态评估。应特别注意以下特点：

- 步态周期：摆动期和支撑期出现异常，可能提示疼痛、虚弱或不对称。
- 活动范围：存在疼痛或晚期骨关节炎时，关节活动范围会减少。
- 不对称和跛行：可能是由于腿长差异，疼痛或肌肉无力。
- 肌肉无力：通过观察步态时对侧骨盆下降［特伦德伦堡（Trendelenburg）步态[36]，见框2.4］，可以发现髋关节外展肌无力，特别是臀中肌和臀小肌。
- 动态关节对线：检查内翻推力（框2.5），这是步态支撑期内翻的起因或恶化的因素。
- 鞋履：鞋子磨损不对称可能表明异常的步行机制，如过度旋前和旋后。

框 2.4　特伦德伦堡步态[40]（图片允许重复使用）

（A）特伦德伦堡步态阴性患者。当腿离开地面时，骨盆保持水平。
（B）特伦德伦堡步态阳性患者，提示左侧臀中肌无力。注意抬腿一侧的骨盆下降。

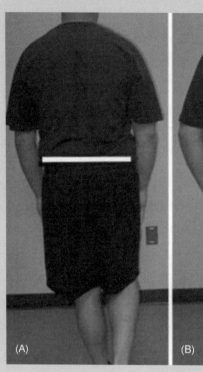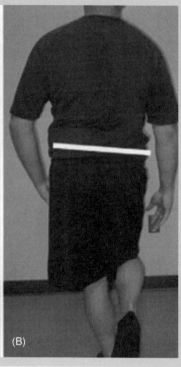

(A)　　(B)

框 2.5　步态中的内翻推力（图片允许重复使用）

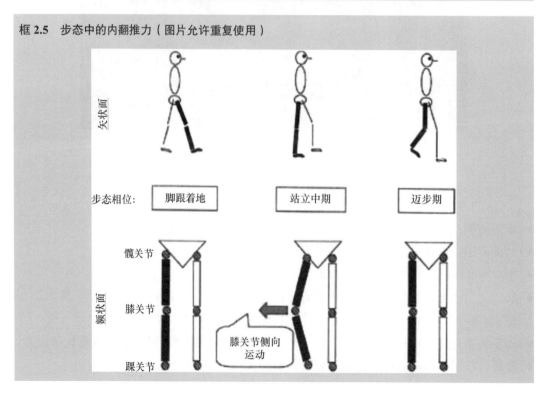

矢状面

步态相位：　脚跟着地　　站立中期　　迈步期

额状面

髋关节

膝关节

踝关节

膝关节侧向运动

2. 感觉

触诊

触诊受累关节的目的是：

- 定位关键结构的压痛点，包括关节对线和关节周围的软组织（如肌腱、滑囊）。
- 评估炎症迹象，如关节皮温升高和存在关节损伤（见下文"膝关节检查"——"特殊试验"部分）。用手背测量受累关节皮温。
- 识别关节畸形（如骨性增大）。

3. 活动

活动范围测量

- 主动活动范围：患者自主活动关节。观察是否有活动受限和疼痛的迹象。
- 被动活动范围：由临床医生活动关节。注意关节的范围、活动的自如度和关节末端的感觉〔正常、"韧"（受肌腱或关节囊限制）、"软"（由组织接近引起）、海绵状阻塞（可能是躯体松弛症）、"空"（受限于疼痛）〕。

如果关节主动活动范围正常，则没有必要进行关节被动活动范围检查。然而，当由于机械原因（如韧带或肌腱撕裂、剧烈疼痛、肌病或神经系统原因）导致关节主动活动范围受限时，关节被动活动范围检查是很有必要的。

关节活动范围可以使用测角仪进行测量。表 2.4 展示了膝关节、髋关节和手部关节

表 2.4 膝关节、髋关节、腕关节 / 手部关节的正常活动范围

关节	正常活动范围
膝关节	伸展：0°（中立位）。轻度过伸（最高可达 5°）可能是正常的
	屈曲：130°
髋关节	屈曲：120°
	后伸：30°
	内收：20°～30°
	外展：40°～45°
	内旋：20°～30°
	外旋：30°～70°
手部关节	屈曲（握拳能力）：MCP 85°～90°，PIP 100°～115°，DIP 80°～90°，拇指 CMC 45°～50°
	伸展：MCP 30°～45°，PIP 0°，DIP 20°，拇指 MCP 0°，拇指 IP 0°～5°
	拇指外展：60°～70°
	拇指内收：30°
	拇对掌：能够触及各个指尖
CMC，腕掌关节；DIP，远指间关节；IP，指间关节；MCP，掌指关节；PIP，近指间关节	

的正常数值（以度为单位）。

4. 测量

（1）肌肉力量和长度 / 紧张度

应该测试受累关节周围主要肌肉群的力量。医学研究委员会（MRC）肌肉力量量表（也称为牛津量表）通常用于评估肌肉力量 0 ～ 5 级：

- 0 级：无可见肌肉收缩
- 1 级：可见肌肉收缩，但是不产生肢体运动
- 2 级：肢体可有活动，但是不能抵抗重力
- 3 级：可有抵抗重力活动，但不能抵抗阻力
- 4 级：可抵抗重力及部分阻力活动
- 5 级：可抵抗重力及强的阻力活动

受累关节周围大肌群的长度 / 紧张度也应进行评估。

如果怀疑肌力减弱，可以使用其他基于表现的测试来评估关节功能。核心推荐测试是 30 秒椅子起立、40 米快节奏步行和爬楼梯测试。其他可使用的测试有计时起立−行走测试和 6 分钟步行测试[37]。

（2）神经系统功能

当怀疑涉及神经系统时，例如患有神经性疼痛的患者，应进行基本的神经系统检查，包括强度、敏感性和反射评估。对于有上肢症状（如手指或拇指基底部分疼痛）的患者应检查颈椎神经皮节，对于有下肢关节疼痛的患者应检查腰骶神经皮节（框 2.6）。

中枢性或外周性痛觉敏化在骨关节炎患者中很常见，并且与更加持续性的疼痛类型有关[38]。以下特征提示痛觉敏化：

- 痛觉过敏：对刺激的过度反应，通常会引起疼痛
- 异常性疼痛：由通常不会引起疼痛的刺激（如轻触）而产生的疼痛

（3）特殊试验

可对特定关节进行特殊试验，以评估关节腔积液、韧带完整性和关节特定病理改变（如膝关节的半月板撕裂、腕关节 / 手部的腕管综合征）的存在。有关如何对膝关节、髋关节和腕关节 / 手部关节进行常见特殊试验的详细信息，可以在下面小节的视频链接中找到。

（四）膝关节、髋关节、腕关节 / 手部关节体格检查的具体内容

膝关节、髋关节及腕关节 / 手部关节体格检查的具体内容简述如下。随附的视频链接可以观看这些关节评估的实际演示。

框 2.6　颈椎和腰骶（神经）皮节[44-45]（图片允许重复使用）

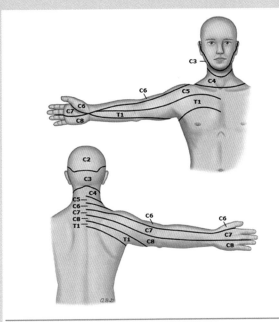

颈椎和T1神经皮节示意图。没有C1神经皮节。神经根综合征患者可出现受累神经皮节疼痛、感觉异常和感觉减退

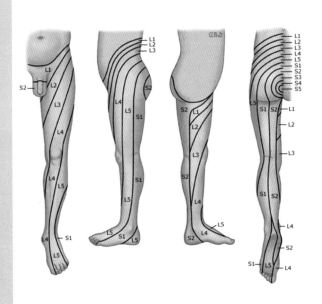

腰骶神经皮节示意图。坐骨神经痛患者可在受累神经根的皮节出现疼痛、感觉异常和感觉减退。

1. 膝关节检查

视频网址：https：//www.youtube.com/watch7vzrYkfiICDpdA。

视诊

整体观察	一般身体状况
	活动自如
	姿势
	站立位下肢力线
	腿的长度
	助行器的使用
关节观察	膝关节力线（内翻、外翻、中立位（框2.3）
	膝关节畸形
	肌肉萎缩
	髌骨排列
	红斑、瘢痕
	肿胀（注：腘窝肿胀提示贝克囊肿）
步态观察	步态周期
	不对称和跛行
	肌肉无力（特伦德伦堡步态）（框2.4）
	动态关节对线（内翻推力，框2.5）
	鞋履：穿鞋

感觉

触诊	皮肤温度
	肿胀：积液、滑囊、贝克囊肿
	关节力线及软组织压痛，包括髂胫束（ITB）、鹅足囊、内外侧髌股关节、胫股关节、副韧带

活动

主动和被动活动范围	膝关节屈曲/伸展
	异响（髌股关节和胫股关节）

测量

肌肉力量和长度/紧张度	股四头肌
	股后肌群
功能	30秒椅子起立测试
	40米快节奏步行测试
	爬楼梯测试
神经系统功能	下肢神经皮节
	膝反射
	踝反射
	跖反射
特殊试验	积液（浮髌试验、隆凸征或积液转移试验）
关于如何进行这些试验的详细信息，	前交叉韧带（前抽屉试验、拉赫曼试验）
请参见后文关于膝关节的特殊试验	后交叉韧带（后抽屉试验）
	侧副韧带（内、外翻应力试验）
	半月板完整性（半月板回旋挤压试验）
	髌股关节（克拉克试验或磨髌试验）

框 **2.7**　膝关节前路解剖 [42]（通过 **update** 访问，图片允许重复使用）

膝关节前路解剖

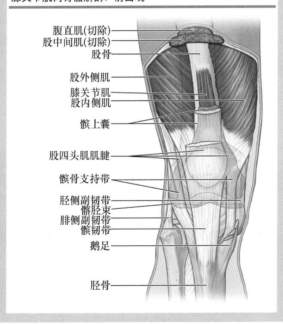

股骨

髂胫束

前交叉韧带

后交叉韧带

内侧副韧带

内侧半月板

外侧半月板

外侧副韧带

鹅足囊

半腱肌

股薄肌

缝匠肌肌腱

腓骨

胫骨

胫骨粗隆

这张图是去除髌骨后的膝关节前路视图，展示了主要半月板与大骨节之间的关系

膝关节肌肉骨骼解剖：前面观

腹直肌(切除)

股中间肌(切除)

股骨

股外侧肌

膝关节肌

股内侧肌

髌上囊

股四头肌肌腱

髌骨支持带

胫侧副韧带

髂胫束

腓侧副韧带

髌韧带

鹅足

胫骨

2. 膝关节的特殊试验

特殊试验	内容描述
积液（浮髌试验、隆凸征或积液转移试验）	浮髌试验（Patella test）：该试验用于检测中等至大量的积液。患者仰卧，膝关节伸直，用一只手稳定髌骨，用另一只手的手指将髌骨向下压向股骨。感觉就像将盛有水的杯子中的冰块往下压时，会有渗出液存在。 隆凸征或积液转移试验（Bulge sign or sweep test）：当浮髌试验为阴性时，该试验可用于检测少量积液。当病人仰卧并伸直膝盖时，将你的手从髌上间隙滑到外侧髌下边缘，将任何从髌上间隙的液体移动到外侧囊。然后将手在内侧空间向下滑动，将液体移至外侧储袋。最后，在外侧空间做同样的动作，向下滑动你的手，把所有的液体移到内侧袋。在有积液的情况下，可以在膝关节内侧看到隆凸。
前交叉韧带（前抽屉试验、拉赫曼试验）	前抽屉试验（Anterior drawer test）：此试验用于评估前交叉韧带的完整性。患者仰卧，膝关节屈曲90°，用拇指置于胫骨结节上方，托住胫骨近端。向前牵拉胫骨，观察胫骨近端运动情况。对比对侧膝关节。如果韧带完整，前交叉韧带的前向运动很少或没有，而前向运动增加可能表明前交叉韧带断裂松弛。 拉赫曼试验（Lachman's test）：这是一种替代前抽屉试验来评估前交叉韧带的试验。病人仰卧，膝关节屈曲30°。用拇指在胫骨结节上方握住小腿，用你的优势手将胫骨向前拉，而非优势手应握住大腿以稳定股骨。当胫骨发生明显前移时为试验阳性。
后交叉韧带（后抽屉试验）	后抽屉试验（Posterior drawer test）：应使用与上述相同的技术，但胫骨近端应向后推。胫骨近端明显向后移动可能提示后交叉韧带松弛或断裂。
侧副韧带（内、外翻应力试验）	外侧副韧带（内翻应力试验）（varus stress test）：患者仰卧，膝关节伸直，一只手握住患者小腿靠近踝关节，另一只手握住股骨远端靠近膝关节。在外侧副韧带松弛或断裂的情况下，施加内翻力，使外侧关节间隙增加。 内侧副韧带（外翻应力试验）（valgus stress test）：同样的技术也应使用，但现在应施加外翻力，在内侧副韧带松弛或断裂的情况下，这将导致内侧关节间隙的增加。
半月板完整性（半月板回旋挤压试验）	半月板回旋挤压试验（McMurray test）：该试验评估半月板撕裂的存在，但由于其敏感性较低，如果为阴性，则不能排除撕裂。患者仰卧，双腿伸直，一只手握住患者足跟，另一只手的手指沿内侧关节线放置，测试内侧半月板。弯曲患者的膝关节，内旋胫骨。胫骨内旋，慢慢伸展膝关节。半月板撕裂的存在是由于内侧关节线的疼痛以及在伸展时可以感觉到或听到的"咔哒"声。测试外侧半月板，使用相同的技术，但将手指沿外侧关节线放置，并向外旋转胫骨。
髌股关节（克拉克试验或磨髌试验）	克拉克试验或磨髌试验（Clarke's test or patella grind test）：该试验用于评估髌股筋膜室，在髌股骨关节炎、髌股综合征和软骨软化症中呈阳性。患者仰卧，膝关节伸直，将髌股肌压入滑车，并要求患者轻柔收缩股四头肌。膝前痛的存在提示髌股筋膜室病理的存在。

3. 髋关节检查

视频网址：https://www.youtube.com/watch?v = 8vDcxW8xTG4。

视诊	
整体观察	一般身体状况
	活动自如
	姿势
	站立时下肢力线
	腿的长度
	助行器的使用
关节观察	肌肉萎缩
	畸形
	对线
	瘢痕
	骨盆倾斜：可能表明双下肢不等长，髋外展肌无力或脊柱侧凸
步态观察	步态周期
	不对称和跛行
	肌肉无力（特伦德伦堡步态）
	动态关节对线
	鞋履：穿鞋
感觉	
触诊	皮肤温度
	肿胀
	压痛：髂前上棘、髂后上棘、大转子、耻骨联合、坐骨结节、骶髂关节
活动	
主动和被动活动范围	髋关节：屈曲/伸展、内收/外展、内旋/外旋
测量	
肌肉力量和长度/紧张度	腘绳肌、股四头肌、髋屈肌、外展肌、内收肌
功能	30秒椅子起立测试
	40米快节奏步行测试
	爬楼梯测试
神经系统功能	下肢神经皮节
	膝反射
	踝反射
	踇反射
特殊试验	特伦德伦堡试验
关于如何进行这些试验的详细信息，请参见后文关于髋关节的特殊试验	髂胫束试验（奥伯试验）
	髋部激发试验（骶髂关节分离试验/"4"字试验）
	屈曲挛缩：托马斯试验
	真实和表面的下肢不等长

框 **2.8** 髋关节解剖[43]（通过 update 访问，图片允许重复使用）

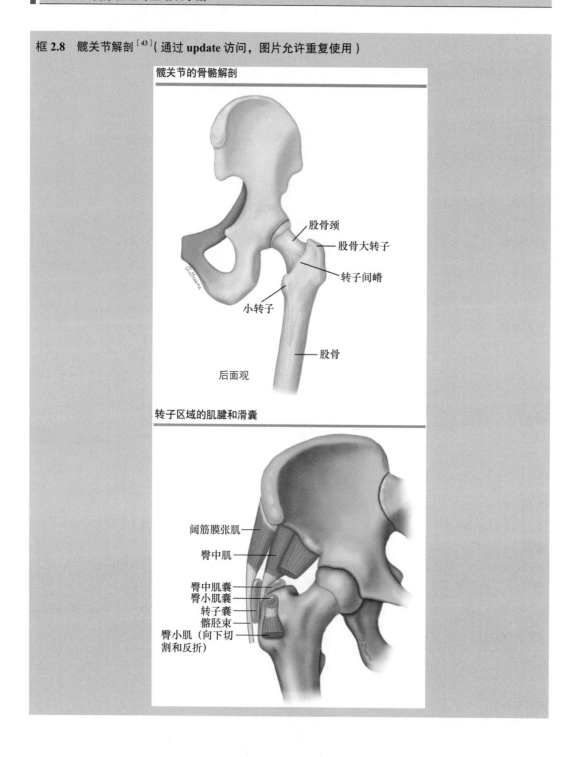

髋关节的骨骼解剖

股骨颈
股骨大转子
转子间嵴
小转子
股骨
后面观

转子区域的肌腱和滑囊

阔筋膜张肌
臀中肌
臀中肌囊
臀小肌囊
转子囊
髂胫束
臀小肌（向下切割和反折）

4. 髋关节特殊试验

特殊试验	内容描述
特伦德伦堡试验	试验阳性表明髋外展肌（臀中肌和臀小肌）无力。患者用患肢站立，提起健侧下肢，导致骨盆向对侧下降。
髂胫束试验（奥伯试验）	这个测试评估髂胫束的紧张度。患者侧躺在未被检查的一侧。小腿在髋关节和膝关节处保持弯曲以保持稳定，同时检查者握住大腿，被动地外展和轻微伸展小腿。检查者应用一只手固定骨盆，慢慢地将大腿放低，直到尽可能接近床面。如果髂胫束太紧，大腿会遇到阻力，不会碰到床面。
髋部激发试验（骶髂关节分离试验 / "4"字试验）	该检查用于评估髋关节和骶髂关节的病变。患者仰卧时，检查者被动屈曲、外展和外旋髋关节，使踝关节紧贴对侧膝关节。检查者肩部固定对侧骨盆，并对同侧膝关节向床面施加压力。髋后侧疼痛可能提示骶髂关节病变，而腹股沟疼痛可能提示髋关节炎。
屈曲挛缩：托马斯试验	该测试评估髂腰肌的紧张度和髋关节病变的存在。患者仰卧，将非测试腿贴在胸部，屈膝和屈髋。当伸展的腿离开床面时，测试呈阳性。
真实和表面的下肢不等长	真实的下肢不等长：患者仰卧，检查者测量从髂前上棘到中踝的腿部长度。在结构性肢体不平等（手术后、创伤、先天畸形等）的情况下，可能会出现差异。
	表面的下肢不等长：患者仰卧，检查者测量从脐到内踝的腿长。由于脊柱侧凸、肌肉无力等原因，可能会出现不一致，但不会导致腿骨缩短。

5. 腕关节与手部关节的检查

视频网址：https://www.youtube.com/watch?v=65mjCLGrGTE。

视诊	
整体观察	一般身体状况
	活动自如
	姿势
关节观察	对线：腕关节、掌指关节、近指间关节、远指间关节、拇指关节
	畸形：如拇指基底部的方形畸形（大鱼际肌萎缩、第一掌骨内收和关节半脱位）、远指间关节中的赫伯登（Heberden）结节、近指间关节中的布夏尔（Bouchard）结节
	肌肉萎缩（手背、手掌）
	红斑、瘢痕
	皮肤、指甲（如银屑病体征）
	肿胀（手背、手掌）
	屈肌腱

感觉	
触诊	皮肤温度
	肿胀和滑膜炎
	关节压痛：腕关节、掌指关节、近指间关节、远指间关节、拇指关节
	屈肌腱
	伸肌腱
	骨关节炎结节

活动	
主动和被动活动范围	腕关节：屈 / 伸、旋前 / 旋后、外展 / 内收 掌指关节、近指间关节、远指间关节：屈 / 伸 拇指：屈 / 伸 握拳

测量	
肌肉力量和长度 / 紧张度	拇指对掌肌 拇短屈肌 拇短展肌
功能	开启瓶盖 旋转钥匙 按按钮 书写 捏握 力性抓握
神经系统功能	颈椎神经皮节 肱二头肌反射 肱三头肌反射 旋后肌反射
特殊试验 关于如何进行这些试验的详细信息，请参见后文关于手部关节的特殊试验	腕管综合征的神经干叩击试验和腕掌屈试验

6. 手部关节的特殊试验

特殊试验	内容描述
腕管综合征的神经干叩击试验和腕掌屈试验	神经干叩击试验（Tinel's test）：患者坐位，前臂和手放在检查台上，手掌朝上。当出现腕管综合征时，检查者轻拍手腕内侧神经的位置，可能会引起拇指、第二、第三和第四指内侧半部（有正中神经分布）的刺痛感。 腕掌屈试验（Phalen's test）：患者弯曲双腕，双手背侧相互按压，保持此姿势 1 分钟。这样会引起正中神经分布区的刺痛感。

四、总结

综合全面的主观病史采集和体格检查的结果对于合理的临床决策至关重要，包括对骨关节炎的准确诊断、排除严重的潜在疾病、参考的需要、问题的识别，以及根据双方商定的目标量身定制治疗方案。如何确保骨关节炎的准确诊断将在下一章详细介绍。

五、临床实践要点

● 全面准确的病史采集和体格检查为诊断、管理和处理可能患有骨关节炎的患者提供了必要的信息。

● "以人为中心"方法的关键是积极、开放的沟通。

● 病史采集应该关注整个人，以及关节疼痛对他们生活和参与的各个方面的影响。

● 体格检查应被视为病史采集的延伸。

● 体格检查应集中在：视诊（整体和局部观察）、感觉（触诊）、活动（关节活动范围）和测量（活动范围测量、肌肉力量和长度、功能、神经系统功能和特殊试验）。

六、结语

本章提供了一个对可能患有骨关节炎的患者的病史采集和体格检查的详细概述。除了系统的指导之外，还提供了沟通技巧，给出了临床案例，并提供了体格检查的演示链接。使用本章中详细介绍的方法可以确保考虑到整个个体，并为建立个性化管理计划奠定坚实的基础。

参考文献请扫描书末二维码

第三章

骨关节炎发生和进展的诊断和危险因素、骨关节炎的预防和合并症识别

Yuqing Zhang | Sita M.A. Bierma-Zeinstra

樊孝俊 译 李宇晟 校

临床实践要点和证据总结

- 骨关节炎是最常见的关节炎之一。由骨关节炎引起的疼痛是主要的临床表现，也是功能障碍的重要征兆。
- 骨关节炎的临床诊断是根据症状和体格检查作出的。
- 超重（或肥胖）和关节损伤是骨关节炎的两个关键危险因素。

- 到目前为止，还没有治愈骨关节炎的方法。应采取控制体重和预防关节损伤的措施，以降低骨关节炎发生及其进展的风险。
- 骨关节炎患者通常有多种合并症，包括高血压、背痛、抑郁和消化性溃疡等。

一、概述

骨关节炎是最常见的关节炎形式。骨关节炎最常见的症状包括疼痛、僵硬、肿胀、关节活动受限和关节不稳定。迄今为止，还没有治愈骨关节炎的方法。当代疾病管理的主要目标仍然是控制疼痛、改善功能和提高患者的生活质量。在本章中，我们将介绍骨关节炎的发病率和患病率，对个人和社会的影响、诊断方法、潜在的危险因素、预防策略和常见的合并症。

（一）发病率

骨关节炎是一种累及活动关节的疾病，其特征是细胞应激和细胞外基质降解。该疾病首先表现为分子紊乱，然后是解剖和（或）生理紊乱（以软骨退化、骨重塑、骨赘形成、关节炎症和正常关节功能丧失为特征），最终导致疾病发生[1]。骨关节炎是一种异质性疾病，其患病率和发病率根据骨关节炎的定义（即基于 X 线片的关节结构病变与体格检查的症状和发现）[2]、所研究的特定关节（即膝关节、髋关节、手部关节）和研究人群的特征（即年龄、性别、种族、地理位置）有很大差异[3]。一般来说，膝关节是临床上诊断为骨关节炎者最常见的受累关节，其次是手部关节和髋关节。骨关节炎引起的

疼痛是主要的临床表现和导致患者就医的关键因素，也是功能残疾的重要先决条件。

迄今为止，关于骨关节炎发病率的基于人群的数据非常缺乏。在马萨诸塞州健康维护组织的参与者中，膝关节、手部关节和髋关节有症状的骨关节炎患者的年龄和性别标准化发病率分别为每年 240/10 万、100/10 万和 88/10 万[4]。20 年后，在西班牙也观察到了类似的新发有症状骨关节炎模式。然而，有症状骨关节炎的相应发病率（膝关节：每年 650/10 万，手部关节：每年 240/10 万，髋关节：每年 210/10 万）高于马萨诸塞州报告的发病率[5]。

（二）骨关节炎的影响

世界卫生组织估计，在 60 岁以上的人群中，18% 的女性和 9.6% 的男性患有症状性骨关节炎；其中 80% 的人活动受限，25% 的人无法进行主要的日常活动[6]。2019 年，骨关节炎是全球伤残调整生命年的第 15 大原因，占 2%[7]。骨关节炎消耗了大量的医疗资源。例如，在西班牙的骨关节炎患者中，膝关节置换术和髋关节置换术的平均终生风险分别为 30% 和 14%[8]。症状性骨关节炎是美国医院治疗的最常见和最昂贵的医疗情况之一，占所有住院治疗的 10% 和所有门诊就诊的 2%，在全国住院治疗的总开支中约为 1384 亿美元[9]。症状性膝 / 髋关节骨关节炎与全因死亡风险增加有关[10-12]。尽管在过去的几十年里，为控制骨关节炎已经做出了巨大的努力；但到目前为止，还没有已知的治愈方法。随着人口老龄化和肥胖在全球的流行，骨关节炎将成为巨大的社会负担。

二、骨关节炎的诊断

骨关节炎的结构特征可以在 X 线片上进行评估。骨关节炎的常见 X 线表现包括邻近骨之间的关节间隙变窄（表明软骨丢失）和关节边缘的骨赘形成。然而，随着年龄的增长，有轻度症状的人群非常普遍，只有少数人报告关节不适。因此，应更加重视骨关节炎的临床诊断。

（一）临床诊断

骨关节炎的临床诊断是基于症状和体格检查进行的。美国风湿病学会针对骨关节炎制定的分类标准多年来一直被用作诊断标准[13-15]。然而，这些分类标准是为研究目的而制定的，以确保研究中的人真的患有骨关节炎。这意味着，这样的标准应该有很高的特异性（排除了没有患病的人）。欧洲风湿病联盟提出了膝关节骨关节炎的诊断标准[16]，并认为随着症状或体征的出现，患骨关节炎的概率更高。英国国家卫生与临床优化研究所（NICE）的指南[17]提出了非常全面的关于髋、膝关节骨关节炎的诊断标准（适用于所有患有该疾病的人）。这些 NICE 的诊断标准仅基于症状，而其他的标准则同时基于症状和体格检查（表 3.1）。

表 3.1　膝关节骨关节炎的临床标准

NICE 的指南	欧洲风湿病联盟	美国风湿病学会
诊断标准	诊断标准	分类标准
与活动有关的膝关节疼痛 ＋ 年龄＞45 岁 ＋ 无晨僵或持续时间短（＜30 分钟）	－ 膝盖疼痛 － 无晨僵或持续时间短（＜30 分钟） － 异响 － 功能性残疾 － 活动范围受限 － 骨肿胀 当出现更多符合诊断标准的症状时，膝关节炎的诊断可能性增高（当 6 种诊断标准都满足时，骨关节炎发生率高达 99%）。	膝关节疼痛 ＋ 至少满足以下三项： － 年龄＞50 岁 － 晨僵＜30 分钟 － 异响 － 关节间隙压痛 － 骨肿胀 － 膝盖皮温低

（二）早期骨关节炎

多年来一直强调需要制定早期骨关节炎的诊断标准，以便从早期症状开始进行针对性治疗（维持关节周围的肌肉力量、保持活动和保持健康的体重）。一些疼痛症状，如爬楼梯时的疼痛伴异响或关节间隙压痛，由于功能上的局限性需要进一步验证[18]。此外，晨僵和从椅子上站起来的问题可能在早期就已经存在[19]。

（三）通过影像学或实验室检查进行其他诊断

有典型骨关节炎表现（中老年人、与使用有关的疼痛、短时间晨僵）的患者不需要 X 线片进行诊断。在非典型表现中，X 线片可能有助于确定骨关节炎的诊断和（或）做出其他或额外的诊断[20]。然而，人们必须意识到，在首次出现骨关节炎症状时，绝大多数人没有任何 X 线片特征，或者这些特征非常微小[21]。当表现不典型并怀疑有痛风和其他形式的关节炎要鉴别诊断时，可能需要进行实验室检查[20]。

（四）整体方法

初步评估应包括完整的病史采集和体格检查，但还应确定目前的症状对功能、生活质量、情绪、社会参与和人际关系、职业、休闲活动和睡眠的影响[17]。这样的整体性评估有助于共同决策，并改善临床结局[22]。

三、骨关节炎的危险因素

骨关节炎是一种异质性疾病，具有多因素病因（图 3.1）[23]。对于不同亚型的骨关节炎，危险因素的相对重要性可能不同。潜在的危险因素［在全身和（或）局部水平］共同作用导致骨关节炎的发生和进展。全身性危险因素通常影响所有相关关节，如年

图 3.1 骨关节炎的发病机制及可能的危险因素。摘自 *Felson DT, et al. Osteoarthritis: new insights. Part 1: the disease and its risk factors. Ann Intern Med. 2000; 133 (8): 635-646.*

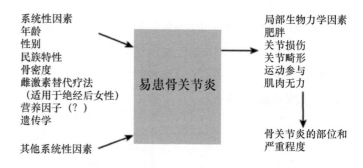

系统性因素
年龄
性别
民族特性
骨密度
雌激素替代疗法
（适用于绝经后女性）
营养因子（？）
遗传学

其他系统性因素

易患骨关节炎

局部生物力学因素
肥胖
关节损伤
关节畸形
运动参与
肌肉无力

骨关节炎的部位和
严重程度

龄、性别，而局部危险因素可能是特定关节特有的，如损伤。然而，一些危险因素，如超重/肥胖，可能同时对骨关节炎的产生有系统性和局部的影响。了解和认识骨关节炎各亚型的潜在危险因素有助于制定有效的、有针对性的预防和治疗策略。

（一）年龄

所有放射性骨关节炎的风险随着年龄的增加而增加[23]，然而，症状性骨关节炎的风险并不是随着年龄的增长而单调增加的，而是在 50 岁之后迅速增加，并在 70 岁左右趋于稳定[4-5, 24]。将年龄与骨关节炎联系起来的生物学机制尚不完全清楚。年龄可能是骨关节炎许多其他危险因素累积暴露的代表，并且它还可以作为时间推移的退行性指标，如软骨磨损、肌力变弱和本体感觉减弱[25]。

（二）性别

女性患骨关节炎的风险更高，而且往往比男性患者病情更重（即结构性病变和临床症状）[26]。雌激素被认为在骨关节炎的发展中发挥作用；然而，观察性研究和临床试验的结果是不确定的[27-30]。女性患放射性外侧胫股关节骨关节炎的风险几乎是男性的 3 倍；然而，对于放射性内侧胫股关节骨关节炎，没有观察到这种性别差异[31]。一般来说，女性的骨盆宽[32-33]，Q 角较大[34-35]，并且膝外翻程度较大[36-37]，这增加了外侧膝关节室的负荷，导致外侧胫股疾病的高发生风险。

（三）种族/族群

不同种族和民族群体中骨关节炎的患病率和受累关节的模式差异很大。研究表明，中国人手部骨关节炎的患病率低于白种人[38]。髋关节骨关节炎在中国人和日本人中也较少见，而在白种人中较多见[3, 39]。然而，中国人膝关节骨关节炎的患病率与白种人类似，甚至可能更高[40]。骨关节炎的临床表现和关节受累模式在不同种族和民族之间也存在差异。Heberden 结节（即出现在最靠近指尖关节上的小骨性赘生物）在白种人中比在黑种人[41]和日本人[42]中更常见，而胫股外侧膝关节骨关节炎在白种人中较少见，而在中国人中较多见[43]。种族/民族群体之间的遗传和环境因素可能对骨关节炎的发生和关节受累模式的差异起到一定作用。

（四）超重／肥胖

超重／肥胖是骨关节炎的强危险因素[23]。超重／肥胖给负重关节（如膝关节和髋关节）带来更多压力，可能还会促使代谢性炎症的产生，从而增加症状性骨关节炎的风险[44]。在女性中，体重减轻约 10 磅（4.5 kg）与症状性膝关节骨关节炎风险降低 50% 有关，在基线体重指数（BMI）高的人群中，这种影响甚至更明显[45]。一项随机临床试验的结果显示，已经被临床诊断为骨关节炎的受试者在接受密集的饮食和锻炼（平均减重：10.6 kg 或 23 磅）干预后，与那些只进行饮食干预（减重：8.9 kg 或 19.6 磅）或锻炼干预（减重：1.8 kg 或 4 磅）的受试者相比，其膝关节疼痛和功能明显改善[46]。

（五）关节损伤，习惯性和职业性的躯体活动

膝关节损伤是骨关节炎最强的危险因素之一[23]，使发展为膝关节骨关节炎的风险增加约 4 倍[47-48]。导致半月板撕裂、前交叉韧带损伤或关节软骨损伤的严重膝关节损伤与放射性骨关节炎、关节疼痛和后续关节置换手术的风险增加有关。前交叉韧带损伤的手术重建似乎对骨关节炎的发生并没有显示出任何保护作用。半月板部分切除的患者发生放射性骨关节炎的风险与未行半月板部分切除的患者相比增加 2.5 倍，软骨损伤恶化的风险增加 4.5 倍[49]，表明在发现关节损伤时进行一级预防比损伤后的临床治疗更重要。

重复使用关节是导致骨关节炎的重要危险因素。频繁跪或蹲、搬运或提起重物[50-51]、长时间站立[52]等职业性活动与下肢骨关节炎患病风险增加有关。与每天下蹲 < 1/2 小时的人相比，每天下蹲 > 2 小时的人患膝关节骨关节炎的发生风险增加 2 倍[53]。反复钳夹的动作与手部关节炎风险增加有关[54-55]。

一般来说，低冲击度的中等强度身体活动，如游泳或骑自行车，可以增强关节周围肌肉，稳定关节，并降低患骨关节炎的风险，而高冲击度的身体活动可能由于对关节施加过大负荷而增加患膝／髋关节骨关节炎的风险[56-57]。一项包括 11 个队列研究和 4 个病例对照研究的荟萃分析评估了跑步与膝关节骨关节炎之间的关联，结果矛盾且不确定[58]，表明需要更多来自设计良好的前瞻性队列研究的证据来澄清这些矛盾。由身体活动导致的膝关节骨关节炎风险的增加似乎受到与活动相关的关节损伤、较高的 BMI 或者关节姿势（例如举重运动员的蹲姿）的影响[59]。有趣的是，一项研究报告称，长期从事低到中等强度身体活动的参与者与不从事身体活动的参与者相比患膝关节骨关节炎的风险更低，尽管差异在统计学上无显著意义[60]，但这表明成年人可能会从低到中等强度的身体活动中获益。

（六）营养因素

由于其可调节性质，营养因素在骨关节炎研究中备受关注。尽管已经进行了许多观察性研究来评估各种营养因素，但结果并不一致。

1. 维生素 D

虽然维生素 D 在骨骼健康中起着重要作用[61]，但流行病学研究发现，膳食摄入或血清维生素 D 水平与骨关节炎发生风险之间的关系是相互矛盾的[62-66]。两项随机临床试验评估了补充维生素 D 对骨关节炎患者的影响，结果显示补充维生素 D 对减少软骨体积丢失或改善疼痛均无任何有益作用[67-68]。

2. 维生素 K

维生素 K 在软骨钙化中起作用；因此，低水平的维生素 K 可能会增加患骨关节炎的风险[69-70]。几项观察性研究发现，高维生素 K 摄入或高血浆维生素 K 水平与较低的骨关节炎患病率、发病率和进展有关[70-73]，而低血浆维生素 K 水平与放射性膝关节骨关节炎、软骨损伤和半月板损伤的高风险有关[72-73]。使用醋硝香豆素（一种维生素 K 拮抗剂）的人患膝关节或髋关节放射性骨关节炎的风险是非使用者的 2.5 倍[74]；而使用华法林（另一种维生素 K 拮抗剂）与非使用者相比，膝关节或髋关节置换的风险增加了 1.6 倍[75]。

3. 硒

KashineBeck 骨关节病是一种地方性骨关节炎，多发于俄罗斯西伯利亚东南部、朝鲜北部地区和中国东北至西南狭长地带。关节变形和关节活动受限是该疾病常见的症状和体征，通常在 5 ～ 15 岁变得明显。虽然硒缺乏与 KashineBeck 骨关节病有关[76]，但其他研究未能证实这一点[77]。此外，缺乏表明硒水平与非地方性骨关节炎的风险有关的证据。

4. 膳食纤维

膳食纤维摄入量低与膝关节骨关节炎风险增加有关，且这种效应主要通过其对 BMI 的影响来介导的[78-79]。

（七）骨密度

全身高骨密度（bone mineral density，BMD）会增加膝、髋和手部关节骨关节炎的风险[23]。此外，局部软骨下 BMD 高与关节间隙狭窄、骨赘、硬化、骨髓病变和半月板损伤的高患病率有关[80, 82]。尽管 BMD 与骨关节炎之间的生物学机制尚不完全清楚，但高全身或局部的 BMD 可能反映了对骨骼长期的负荷，从而增加骨关节炎的患病风险。矛盾的是，一些研究报告显示全身高 BMD 与骨关节炎进展的风险较低有关。然而，这些发现可能容易受到潜在的选择偏倚的影响[83]。事实上，一项大型随机临床试验的结果显示，双磷酸盐类药物能增加 BMD，但并不能改善症状或改变骨关节炎的进展。

（八）关节形状和排列

关节的形状可能会影响对该关节的机械负荷的分布，并促使骨关节炎的发生。研究表明，髋臼发育不良（图3.2）会减少接触面积并增加髋臼边缘的剪切力，导致前上方髋臼边缘复合体负荷过度和偏心[84]，从而增加了患髋关节骨关节炎的风险[85-86]。与中国女性相比，白人女性髋关节几何形态异常更常见，这使她们更易发生股髋臼撞击和继发髋关节骨关节炎[87]。膝关节和髋关节的骨形态异常也会增加患骨关节炎的风险[88]。

许多研究表明，膝内翻（即图3.3，中间图：O型腿导致膝盖向外）是内侧胫股关节骨关节炎进展的强预测因素，而膝外翻（即图3.3，右侧图：X型腿导致膝盖向内）是外侧胫股关节骨关节炎进展的预测因子[89]。然而，它与膝关节骨关节炎发病风险的关系是不确切的[89-91]。这些发现表明，膝关节力线不良既可能是骨关节炎的原因，也可能是骨关节炎的结果。在膝关节骨关节炎进展的研究中，膝关节力线不良可能是骨关节炎结构改变的一个组成部分，即关节间隙变窄，骨性轮廓改变导致关节力线不良，然后改变膝关节上的负荷分布，加速疾病进展[90]。到目前为止，没有研究表明关节力线不良的矫正可以阻止骨关节炎的进展。

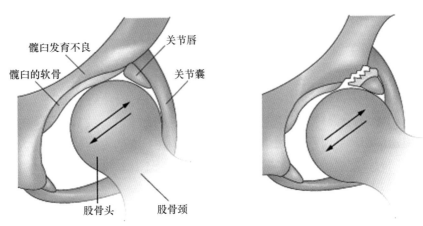

图3.2 髋关节发育不良的病理生理学表现。左图：髋关节比正常髋关节有一个更浅、更垂直的髋臼和更大的曲率半径；右图：关节的曲率半径和对线是正常的，但髋臼有一个"短顶"，没有充分覆盖股骨头。转载自 *Sandell LJ. Etiology of osteoarthritis：genetics and synovial joint development. Nat Rev Rheumatol. 2012；8（2）：77-89.*

图3.3 膝关节力线

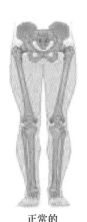
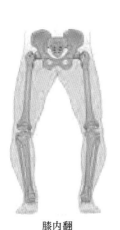
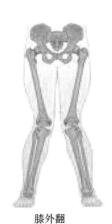

正常的　　　　膝内翻　　　　膝外翻

许多研究探讨了髌股关节力线（即髌股指数和髌骨移位）和滑车形态（即沟角）与髌股膝关节骨关节炎的关系。一些研究发现，外侧移位和髌骨倾斜与放射性髌股关节骨关节炎有关[92-97]，而且与放射性内侧髌股关节骨关节炎相比，这种相关性在外侧髌股关节炎中更强[92-93, 97]。研究还表明，较高的沟角与软骨损伤和更严重的骨髓损伤相关[92, 98]。

（九）肌肉力量

虽然由于骨关节炎症状而减少或避免身体活动会导致肌肉无力，但肌力与骨关节炎风险之间的关系尚不清楚。少数研究报道，股四头肌肌力弱与放射性膝关节骨关节炎风险增加相关[90, 100]，而股四头肌力量较低的人更容易发展成症状性膝关节骨关节炎[101]。然而，最新的研究发现，较高的伸肌总截面积与髌股软骨损失的风险增加有关[102]，并且在青少年男性中较高的膝伸肌力量会增加中年时患膝关节骨关节炎的风险[103]。肌力较大的个体也更容易发展出放射性手部关节骨关节炎[104]。

（十）遗传学

有骨关节炎家族史的个体比无骨关节炎家族史的个体更易患骨关节炎[105]。孪生和家族研究表明，手部关节和髋关节骨关节炎的遗传影响大于膝关节骨关节炎[106-108]，而具有关节软骨基因缺陷的个体更容易在较年轻的时候发展成骨关节炎[84]。迄今为止，已经发现了 90 个骨关节炎易感位点[109]。尽管连接遗传因素与骨关节炎之间的机制尚不完全清楚，但遗传和环境因素之间的相互作用很可能在疾病的发生和进展中起到关键作用，并且那些同时具有遗传易感位点和环境风险因素的个体很可能有较高的早期或严重骨关节炎的发展风险。

（十一）症状性骨关节炎的危险因素

骨关节炎引起的疼痛是患者就医的主要因素，也是导致残疾的重要原因；然而，疼痛危险因素的研究数量远低于骨关节炎结构性病变危险因素的研究，部分原因是疼痛研究带来的巨大挑战。疼痛是一种主观体验，遗传易感性、既往疼痛经历、个人感知、期望和社会环境因素等多种因素都在受试者对疼痛刺激的反应中发挥作用[110]。到目前为止，只确定了少数环境风险因素，如超重或肥胖、关节损伤或剧烈的身体活动，以及需要跪、屈膝、下蹲、长时间站立或举重的职业活动等[111]。然而，考虑到关节结构病变的严重程度与关节疼痛的发生和疼痛严重程度强相关[112-113]，并且这些结构性病变的变化也先于关节疼痛及其严重程度的波动[110]，因此有理由推测，任何与关节结构病变强相关的危险因素都可能是关节疼痛的潜在危险因素[114-116]。一些研究还发现，心理因素也与疼痛相关[116-117]。心理因素的变化与疼痛波动相关，提示疼痛体验和心理状态之间存在重要联系。

两项研究报道肠道菌群可能在骨关节炎疼痛中发挥作用。一项研究报告了肠道链球菌属的丰度与膝关节疼痛程度有关[118]。另一项研究表明，有症状的手部关节骨关节炎个体与无手部关节骨关节炎的个体相比，在肠道菌属水平上，玫瑰布氏菌属（Roseburia）的相对丰度较低，但嗜胆菌属（Bilophila）和脱硫弧菌属（Desulfovibrio）的相对丰度较高[119]。这些发现可能有助于我们理解骨关节炎疼痛的病因，并指导开发新的骨关节炎预防和治疗策略。

四、骨关节炎的预防

骨关节炎正在成为西方社会最常见的慢性疾病[120]，是生活中导致疼痛和残疾的主要原因之一[121]，并且会导致其他疾病（如心血管疾病）的发病风险增加[122-123]，但针对这种疾病的有效预防策略的开发仍处于起步阶段[124]。

（一）一级预防

一级预防旨在预防骨关节炎的发生。其目的是减少可改变的危险因素对骨关节炎发展的影响，或在危险因素已经发生或不可改变时延缓骨关节炎进展。局部肌肉无力、创伤性关节损伤、超重或肥胖、关节形状改变或排列不良、反复的高负荷关节冲击等危险因素可以预防或改变，而女性、年龄较大和遗传易感性则无法预防或改变[125]。

（1）一级预防的目标人群

在确定一级预防的目标人群时，有几个问题需要考虑。其中危险因素的强度很重要，确定具有该特定危险因素的人群的易患病程度，以及是否有干预措施也很重要。风险因素的多少、风险的强度和干预的有效性决定了骨关节炎的总体预防程度。一级预防的重要目标人群是超重或肥胖人群。在发达国家，24% ~ 30% 的膝关节骨关节炎病例可归因于超重[126]。超重者发生膝关节骨关节炎的概率大约是那些不超重或肥胖的人的3倍，这是一个中等强度的危险因素，但因为这个危险因素是如此普遍，这个危险因素在人口水平的比例上的贡献是非常高的。另一个重要的目标人群是有膝关节损伤或有膝关节损伤风险的人群。这一危险因素没有超重或肥胖那么普遍，但危险因素的强度要高得多；前交叉韧带损伤、关节内骨折和半月板损伤发生膝关节骨关节炎的风险是没有这些损伤者的7倍以上[127]。在踝关节骨关节炎患者中，既往关节外伤是最常见的原因，占踝关节骨关节炎病例的70%[128]。创伤性关节炎的风险在运动人群中尤其明显。严重髋关节发育不良与年轻时髋关节骨关节炎的发生密切相关[129]。即使较轻的髋关节发育不良也增加了中年时患髋关节骨关节炎的风险[86]。中年时髋关节骨关节炎的风险也有类似的增加，如凸轮畸形[86]。

（2）减轻体重的潜在干预措施

减重预防效果的证据主要基于观察性研究。例如，在 Framingham 队列研究中，据估计，从肥胖到超重和从超重到正常体重将使男性膝关节骨关节炎发病率降低21%，女性降低33%[130]。到目前为止，只有一项关于骨关节炎预防的随机对照试验研究被发表。本研究在中年超重女性中评估了一项旨在减轻体重的饮食和运动计划，但经过 2.5 年的随访，未能显示该干预措施对膝关节骨关节炎的发生有预防作用[131]。然而，有前景的事后分析表明，第一年减重 5 kg 或 5%，使 6 年后的症状性膝关节骨关节炎减少了 3 倍，放射性膝关节骨关节炎的发生减少了 2.5 倍[132]。

（二）预防膝关节损伤

高质量的随机对照试验表明，在高损伤运动中进行神经肌肉训练可以将膝关节损伤减少 45% ～ 83%[133]。同样，专门为足球运动员设计的 FIFA11＋项目减少了 30% 的下肢损伤。尽管有这些证据，但广泛实施这类项目仍然具有挑战性。

（三）膝关节损伤后的干预措施

对于降低损伤后膝关节骨关节炎的风险，目前还没有任何基于随机对照试验的证据[125]。对于运动疗法，一项基于小型中等质量非随机研究的系统综述显示了相互矛盾的证据[134]。我们需要更高质量的研究来更好地理解膝关节损伤后的运动和身体活动在预防骨关节炎中的作用，因为这些活动可以预防许多其他额外的危险因素，如肌肉无力、体重增加和再次损伤[125]。

关于半月板损伤或前交叉韧带损伤的手术是否可以预防随后的膝关节骨关节炎，目前也缺乏证据。在 2 项为期 2 ～ 5 年的随机试验中，前交叉韧带损伤的早期手术与延迟手术选择运动疗法进行了比较，两组患者报告的结局相同[135, 137]，到目前为止，我们尚无证据表明手术在远期结局上对骨关节炎发展具有保护作用。最近一项对观察性研究进行的荟萃分析表明，对接受手术的住院患者进行为期 10 年的随访后，骨关节炎的严重程度增加[138]。此外，（抗感染）药物、关节内注射、辅助装置（如支具和拐杖）和减轻体重在降低损伤后骨关节炎风险方面的有效性证据尚不清楚[125]。

（四）髋关节发育不良的干预措施

许多医疗保健系统都有筛查新生儿髋关节发育不良（developmental dysplasia of the hip，DDH）的项目。在早期诊断时，DDH 通常可以通过非手术措施（通常是外展矫形器）成功治疗。重度发育不良、完全性髋关节脱位或开始治疗时，年龄较大的患者有非手术治疗失败的风险[139]。可能需要在儿童期或青春期进行手术（切开复位、骨盆或股骨截骨术）。然而，当正常形态未达到或发育不良未被发现时，可能会导致成年早期髋关节骨关节炎。最近的研究表明，一些髋关节发育不良，尤其是轻度髋关节发育不良，可能直到儿童期才出现[140-141]。

（五）凸轮畸形或髋臼撞击综合征的干预措施

髋关节凸轮畸形主要在生长板开放时发生，并被认为是由运动刺激生长板引起的骨性适应性反应[142]。在这个年龄段改变或减少身体活动是否会阻止凸轮畸形的发展，从而降低以后髋关节骨关节炎的风险，尚不清楚。凸轮畸形可导致股骨髋臼撞击综合征

（femoroacetabular impingement syndrome，FAIS）。在一些随机对照试验中，对 FAIS 患者进行了关节镜髋关节手术（重塑髋关节，修复软骨和盂唇损伤）和以物理治疗为主导的治疗。荟萃分析表明，两组在 2 年随访时的症状无明显差异[143-144]。最近的一项比较髋关节镜和假手术的随机对照试验也未发现 1 年时的疼痛有差异[145]。目前尚不清楚手术或非手术治疗可否长期预防骨关节炎的发生。

（六）二级预防

二级预防旨在减少已经发生的疾病对健康的影响。要做到这一点，应尽快发现并治疗疾病，以阻止或减缓其进展。在其他疾病中，这是通过在人们出现症状之前进行疾病筛查（例如，乳腺癌筛查项目）来实现的。据我们所知，目前还没有任何干预性研究让人们在就诊于任何医疗保健提供者之前，对骨关节炎的非常早期的体征或症状进行筛查；由于膝关节骨关节炎的早期骨关节炎标准已经被提出，此类研究可能会在不久的将来出现。这种早期骨关节炎的筛查可以在容易识别的高危人群中进行。应考虑的干预措施是那些对已确诊的骨关节炎无害且有效的干预措施（如，减肥和运动）。

五、骨关节炎和合并症

骨关节炎患者通常有多种并发症。这些并发症和骨关节炎的共存可能是由于它们有共同的危险因素，也可能是骨关节炎在其中一些并发症的发生中起着重要的病理作用。一项系统综述和荟萃分析的结果显示，骨关节炎患者中任何慢性疾病的合并患病率为66%（95% CI：58 ~ 74）。其中29% 有 1 种，25% 有 2 种，24% 有 3 种或更多[146]。如图3.4 所示，大约一半的骨关节炎患者有高血压（患病率50%，95%CI：36% ~ 57%）或血脂异常（患病率48%，95%CI：14% ~ 66%）；1/3 有背部疼痛（患病率：33%，95%CI：11% ~ 37%），1/4 有甲状腺功能异常（患病率：26%，95%CI：6% ~ 68%），近 1/5 的骨关节炎患者有抑郁症（患病率：17%，95%CI：12% ~ 22%）或消化性溃疡疾病（患病率：16%，95%CI：8% ~ 23%）。合并症更可能涉及心血管系统（35%）、肌肉骨骼系统（34%）、神经系统（30%）和上消化道系统（19%）[146]。其他研究还报告了骨关节炎患者心血管疾病[123]、消化道出血[147]、静脉血栓栓塞[148]和抑郁症的风险增加[149-150]。

将骨关节炎与这些合并症联系起来的病理机制可能部分是由于它们共同的危险因素（如高龄、超重 / 肥胖）。此外，骨关节炎引起的慢性疼痛、疼痛导致的活动受限、低度炎症、频繁使用止痛药物（即非甾体抗炎药）也可能影响合并症的发生或加重这些合并症的严重程度。认识骨关节炎的合并症及其与骨关节炎共存的模式，不仅有助于我们对骨关节炎及其合并症的病因学的理解，而且有助于制定有针对性的预防和治疗策略。例如，减轻肥胖和超重人群的体重，加上定期参加体育锻炼，将有利于骨关节炎和许多其他合并症，如心血管疾病。这些策略还可以避免长期使用非甾体抗炎药而引起的对胃肠道和心血管系统的危害，从而降低毒性作用的风险。

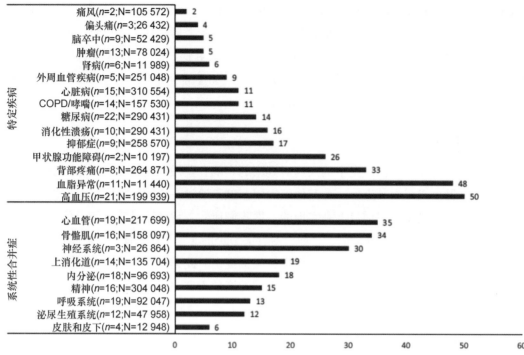

图 3.4　骨关节炎患者合并症患病率（%）（疾病和系统特异性）。n ＝研究的数量；N ＝参与者人数；COPD ＝慢性阻塞性肺疾病。*Reproduced from Swain S，et al. Comorbidities in osteoarthritis：a systematic review and meta-analysis of observational studies.* Arthritis Care Res. *2020；72（7）：991-1000.*

　　综上所述，骨关节炎是最常见的关节疾病，以疼痛、功能受损和生活质量下降为特征。女性、高龄、超重／肥胖和关节损伤是骨关节炎最重要的危险因素。许多骨关节炎患者也有合并症。随着人口老龄化和肥胖在全球范围内的流行，骨关节炎将成为巨大的社会负担。应提倡以维持正常体重、避免关节过度使用和避免损伤、尽量减少长期使用止痛药物的毒性作用为目标的策略，以降低骨关节炎及其合并症的负担。

参考文献请扫描书末二维码

第四章

基于最佳证据的骨关节炎照护核心要素：管理计划、教育、支持自我管理和行为改变

Shannon L. Mihalko | Phillip Cox | Sarah Kobayashi | Jillian P. Eyles

王立娟　译　王姿入　校

临床实践要点和证据总结

- 骨关节炎照护的核心要素包括自我管理支持以及教育、运动和体重管理。
- 单独的信息分享和教育不足以改善临床结局和激发行为改变。
- 运用生物-心理-社会方法，当临床实践以患者为中心，并且以目标为驱动时，可以最好地实现综合的管理。
- 为了达到更好的结果，管理计划应当基于行为框架例（如社会认知理论），并且将行为改变技巧应用于临床实践。

一、基于最佳证据的骨关节炎照护核心要素概述

诸多国际指南的共识是，骨关节炎的核心治疗方法为关节炎教育和支持自我管理，以及生活方式干预，例如运动和体重管理[1-5]（图4.1）。在本章中，我们的目标是介绍循证骨关节炎管理方案（OA management program，OAMP）的关键组成部分，并且简要地总结支持骨关节炎照护核心治疗策略的证据。本章节还会描述骨关节炎管理的综合性计划，解释为什么教育和自我管理支持对于骨关节炎照护如此必要，并且明确行为改变的关键要素。在本章的结尾，将会有一个案例分析，展示如何将这些策略应用于骨关节炎照护计划中。更多关于生活方式干预策略的细节将在第五章和第六章中详细描述。

二、骨关节炎照护最佳证据的核心要素

共同努力倡议（Joint Effort Initiative，JEI）小组是指由国际研究人员和临床医生共同努力，以成功实施OAMP的倡议[6]。在最新发表的共识中，为了明确有效执行OAMP的优先事宜，他们列出了如下基于证据的非手术干预的OAMP核心要素：

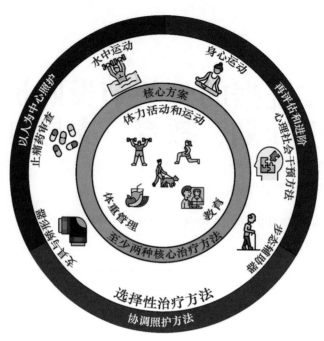

图 4.1　骨关节炎管理方案的核心要素。*Permission granted for reuse Kobayashi et al.（2021）Clin Geriat Med.*

- 照护方案应当是定制的、个性化的，并且是"以人为中心"的；
- 包括纵向的再评估和进阶；
- 包括至少两项骨关节炎的核心高价值治疗方法：教育和自我管理、运动和减重 / 体重管理；
- 根据需要，可能还包括可供选择的循证辅助治疗（第七章）。

　　"以人为中心照护"是基于最佳证据的骨关节炎照护的核心所在。考虑合并症以及骨关节炎患者的社会和个人情况，对于确定照护途径非常重要。这对于实施作为最佳证据 OAMP 核心的运动和体重管理生活方式干预措施尤其重要，因为它们通常很难实施和维持[7]。对骨关节炎患者进行照护时需要考虑长期行为改变策略，这些策略需要定期再评估和进阶，以及鼓励其进行自我管理。

三、支持骨关节炎照护最佳证据核心要素证据的简要总结

（一）教育和支持自我管理

　　骨关节炎教育被认为是骨关节炎治疗计划的第一步[7]。尽管缺乏强有力的证据支持教育对疼痛和功能改善的积极作用，但针对健康状况、进程和自我管理策略的教育被认为是对膝关节骨关节炎、髋关节骨关节炎患者进行照护的必要内容[1]。有关骨关节炎的患者教育和对患者自我管理的支持可以在临床咨询期间单独提供、在线提供或作为自我管理计划的一部分以小组形式提供。自我管理计划主要以教育为基础[8]，旨在：

- 鼓励骨关节炎患者积极管理自己的症状；
- 通过支持骨关节炎患者来改善疼痛和功能；
- 改变行为。

　　参与自我管理教育方案的骨关节炎患者可以培养解决问题、与医疗卫生人员共同决策，以及发现与利用有用资源的能力。这些技能使骨关节炎患者能够以最适合自己的方式来自我管理症状，避免依赖医疗手段（例如药物和手术干预）[7]。

（二）增加身体活动和运动

　　所有与骨关节炎管理相关的国际指南都推荐将治疗性运动和身体活动作为每一个骨关节炎患者的核心治疗方法[7]。运动和身体活动对于任何严重的骨关节炎患者和任何合并症状况都很安全[1]。治疗性运动被证实可以减轻膝关节骨关节炎患者的膝关节疼痛程度，改善功能，治疗结束后其所带来的益处可以持续 2 ～ 6 个月[9]。然而，尚缺乏高质量的证据表明运动能为髋关节骨关节炎和手部关节骨关节炎患者带来积极的影响。尽管如此，进行治疗性运动或管理身体活动目标对于维持骨关节炎患者的力量和功能仍然很重要。尽管有更有力的证据支持陆上运动，但水中运动例如水中有氧运动、水疗和游泳等也可以作为陆上运动的低风险和低强度的替代方法，可以有条件地推荐给髋关节骨关节炎和膝关节骨关节炎患者，尤其是负重时疼痛增加的患者。

（三）体重管理

　　国际指南强烈建议将减重作为超重和肥胖骨关节炎患者的治疗方法。肥胖或超重与膝关节和髋关节骨关节炎的发病率以及膝关节骨关节炎的病程有关，还与疼痛水平增加相关。减重超过 5% 能够减轻肥胖或超重的骨关节炎患者的疼痛并且改善功能。更多的减重（例如 ≥ 10%）可以更进一步减轻疼痛、改善功能[10]。指南推荐骨关节炎患者通过饮食和运动相结合来实现减重，这是最佳的方式。澳大利亚全科医师学会推荐将力量训练方案与减重方案同时进行以降低由于饮食改变所导致的肌肉质量和骨密度的潜在损失。当管理骨关节炎伴随合并症的患者时，应该考虑转诊给营养师以安全减重。

　　一些主要的组织（如美国风湿病学会、关节炎基金会）定期发布和更新骨关节炎管理的循证指南和建议。然而，这些指南经常缺乏实践应用指导，这是本章剩余部分的重点。

四、骨关节炎管理的综合方法

　　考虑到骨关节炎会影响个体生活的多个方面，有必要采取综合全面的方法对骨关节炎进行管理。一个全面的骨关节炎管理计划是个性化的并且"以人为中心"的，由患者的目标和偏好作为指导，基于患者独特的需求和做出改变的意愿程度，以及对治疗方案的风险和益处的权衡[11]。为了帮助患者发展管理症状的能力并选择能带来更好健康结果的行动方案，综合管理计划应当包括教育、行为、心理社会和身体干预。优先选择哪种干预方式和干预的顺序因患者而异。

（一）运用生物–心理–社会学方法和观点

综合管理计划是全面的，可满足患者的身体和心理健康需求。骨关节炎患者经常有复杂的需求，最好用生物–心理–社会学的方法和观点来解决[12]。图 4.2 可以作为制定综合管理计划的辅助工具。尽管不是每一个个体重要性的主题和建议都涵盖其中，但是这是一个很好的起点，概述了运用生物–心理–社会学方法制定综合管理计划时可能需要解决的需求。

（二）跨学科协同照护

综合管理计划涉及多个学科，可能还需要纳入或转诊至除了主要临床医务工作者之外的其他专家处以有效地照护骨关节炎患者（在第十章讨论）。无论医疗保健系统的结构如何，都需要协同的方法，因为照护需要来自一个或多个机构（例如医院团体、倡导

图 4.2 为骨关节炎患者制定综合管理计划时需要考虑的主题。*Figure format adapted from National Institute for Health and Care Excellence［NICE］, 2014.*

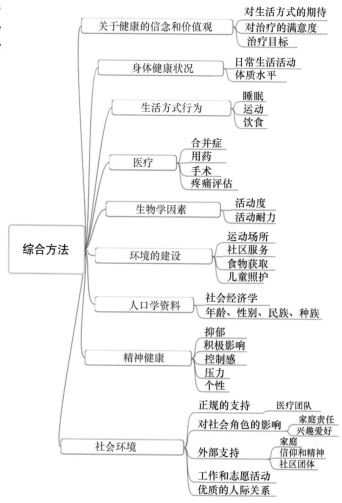

和支持团体、社区活动和教育计划）的一系列临床工作者（例如医生、护士、物理治疗师、心理健康专家、社会工作者、营养师、运动生理学家和其他健康相关专业人员）提供。跨学科照护促进协同一致的综合管理，团队成员共同努力，通过团队一致性的信息来改善患者的体验和结果[13]。

任何计划和方案的成功都取决于个体的意愿和采纳医疗和生活方式建议的能力。任何方案都需要是为个体量身定制的，因为患者要充分对自己的决策和自理行为负责，而这些大多发生在医疗机构的权限之外。尽管如此，与临床工作者接触在塑造骨关节炎患者信念和行为方面发挥着重要作用。在就医过程中，临床工作者有机会为患者创造支持性和积极的体验，提高现实的治疗期望，并且影响患者的决策过程[14-16]。

五、关键要素：自我效能、目标、优势和可利用资源，以及行为改变技巧

制定综合管理计划时要重点关注患者当前的生活环境和自我管理能力。有了这种理解，至少计划应该通过结合患者的目标、考虑个人优势和可利用资源，以及使用各种行为改变技巧，来努力提高和保持患者自我管理行为的自我效能。

（一）自我效能

当努力提升个体自我管理任务的自我效能时，综合管理计划可以取得更好的结果。自我效能是个体对自己有能力有效地执行任务的信念，且这些任务是为了实现有价值的目标或结果[17]。临床工作者应让患者本人参与目标设定的过程，该过程要考虑个体实现目标所具备的优势和可利用的资源。

（二）目标驱动

综合管理探索了治疗方案的风险、益处和结果，并且根据个人经历和目标讨论其信念、价值观和治疗期望。这种目标驱动的过程是成功自我管理的核心，可以激励个体改变行为、消除障碍并实现预期目标[18]。需要强调的是，目标是有层次的，必须得到患者的重视。将目标与价值观相联系，可以为原本看似不重要的活动赋予意义和目的。例如，患者通常认为每周锻炼3天等目标并不重要，但当锻炼与花更多时间陪伴孙辈或参与一项令人愉快的爱好的能力联系在一起时，该目标就会受到重视。

当有了既定的目标，再加上积极的反馈和监测，个体更可能会参与自我调节和系统性的努力，以指导思想、感受和行动来实现自己的目标[19]。临床工作者应当让患者参与目标制定的过程，帮助患者基于能力和自我效能感来制定可测量、可实现的目标，并且持续评估、监测、提供反馈，并根据需要协助修改目标。在制定适当的目标后，大部分人将会需要进一步的帮助来解释症状和情绪状态、症状改变的继发效应，以及如何利用这些反馈对日常自我管理行为做出正确的决策。当个体为了实现目标而挣扎时，临床

工作者可以运用这一机会将这种挣扎重新设定为待解决的问题，通过对进步和努力给予积极的肯定，并探索解决障碍的方案。当个体能够成功掌握目标时，这可以作为提高手头任务自我效能的主要信息源。

（三）考虑个人优势和可用资源

个体在采取行动以实现目标时，随着障碍和困难的出现，将会需要各种类型的个人优势和资源。骨关节炎患者常见的障碍和困难包括缺乏时间、错误的疼痛信念、恐惧、有限的资源、缺乏支持和不切实际的期待[20-21]。患者和临床工作者经常运用"基于缺陷"的方式来解决问题——即运用消极的词汇描述个体和疾病；聚焦于行为缺陷、错误或者需要修正的地方[22]。而从另一方面来看，当临床工作者了解患者其实具有影响结果的内部和外部优势和资源时，他们会采取"基于优势"的方法——个体所具备的先天或后天的内在和外在优势能力能够调动积极的健康行为并产生最佳的健康结果[23]。

为了增加动力，必须知道内在优势和资源是行为改变的核心。个体的幸福感来源于内在，始于优势、价值观和信念，这些都会带来持续的行为改变[24]。整体性方法从个体层面开始，促进一种充满活力的平静感，比起对外在的压力和影响做出反应，这种平静感更依赖于内在的优势和理解[25]。这个由内而外的视角塑造了更好的自我调控能力以从事健康的行为，并且当面对障碍时，个体会评估他们是否有优势和可用资源去解决问题[26]。动机在个体层面源于内在，并且告知人们如何在人际关系和社区层面进行互动。图4.3中展示了个体可以利用的潜在优势和资源。

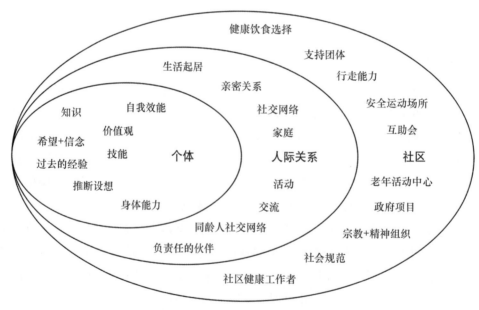

图4.3 骨关节炎患者可获得的支持和资源

（四）结合一系列行为改变技巧

了解行为改变技巧对于支持行为改变（在下一节中介绍）是必要的。行为改变技巧（behavior change techniques，BCTs）是干预措施中最小的组成成分[27]。临床工作者需要运用多种行为改变技巧，因为技巧的有效性很大程度上受到超出临床工作者所控制的因素（例如个体的特征、核心信念、性格、社会环境等）的影响。在表 4.1 中能够找到一些被证明可以有效治疗骨关节炎的 BCTs。接下来的部分将会详细介绍在实践中广泛应用的两种行为改变技巧：监测和教育支持。

表 4.1　骨关节炎的行为改变技巧

行为改变技巧	定义
设定目标	根据需要实现的行为来设定或商定一个目标
回顾目标	回顾之前设定的目标，按照完成情况调整目标或者行为改变策略
解决问题	鼓励患者分析影响行为的因素，制定或选择克服障碍和（或）增加促进因素的策略
行动计划	鼓励详细规划行为表现
行为契约	创建需要执行的行为的书面说明，由患者同意，并由他人见证
反馈和监测	监测和提供对行为表现信息性的或者评价性的反馈
角色扮演（展示和练习）	为客户提供机会以在模拟的情况下执行行为
社会支持	建议、安排或提供社会支持（例如，来自朋友、亲属、同事、"伙伴"或工作人员）或者对行为表现进行赞扬或奖励
对所处的环境进行改造（添加要素对象）	对所处的环境添加要素对象以促进行为的执行
共同决策	制定备选行动方案，并权衡每种方案的利弊

Adapted from Michie S, Richardson M, Johnston M, et al. The behavior change technique taxonomy（v1）of 93 hierarchically clustered techniques：building an international consensus for the reporting of behavior change interventions. Ann Behav Med 2013；46（1）：81-95. https：//doi.org/10.1007/s12160-013-9486-6；Eisele A, Schagg D, Krämer LV, Bengel J, Göhner W. Behaviour change techniques applied in interventions to enhance physical activity adherence in patients with chronic musculoskeletal conditions：a systematic review and meta-analysis. Patient Educ Counsel 2019；102（1），25-36. https：//doi.org/10.1016/j.pec.2018.09.018；Willett M, Duda J, Fenton S, Gautrey C, Greig C, Rushton A. Effectiveness of behaviour change techniques in physiotherapy interventions to promote physical activity adherence in lower limb osteoarthritis patients：a systematic review. PLoS One, 2019；14（7）：e0219482. https：//doi.org/10.1371/journal.pone.0219482

六、监测治疗进展和调整管理计划的方法

任何管理计划的成功都取决于长期测量和监测患者症状、功能和心理社会健康状况的能力。缺乏社会支持和抑郁等不良心理状态可能会影响疼痛感受、功能结果和依从

性。随着患者的健康状况和需求的变化，需要调整和优化综合管理计划。监测是一种工具，可以用来评估治疗的有效性，并且帮助识别障碍和不良反应，明确治疗局限性并且加强自我监测行为[30-31]。

（一）定期监测

定期监测有助于就治疗目标、掌握情况和成果、计划的进展，以及原先设定目标的调整进行沟通。此外，监测表明了监测者对于患者健康状况的关心，可作为动机和支持的来源。表4.2列出了一些与监测相关的益处[30, 32]。为了帮助医疗从业人员优化骨关节炎患者的治疗方法、健康状况和生活质量，应运用经过验证的评估方法定期进行有效监测。这些信息随后可以被用来修改和调整自我管理计划。

表4.2　监测的潜在益处

增加自我效能
实现目标
激励动机
减少抑郁、焦虑和感知压力
增强心理健康
减轻社交网络压力

（二）运用有效的心理社会工具帮助评估和支持监测

除了病史采集和身体评估（在第2章中介绍）外，初步并持续评估那些可能影响患者生活质量及其日常活动能力的社会心理因素也很重要。经过验证的措施可以是通用的也可以是适用于特定疾病的。根据与患者协商确定的关键领域，所选择的措施会因人而异。表4.3举例说明了用于支持监测的有效的心理社会工具[33]。需要注意的是，骨关节炎影响个体生活的诸多方面，临床工作者需要选择能充分评估与个体最相关的功能和健康方面的测量方法[34]。

表4.3　骨关节炎监测所使用的骨关节炎特异性和一般性的心理社会监测方法

骨关节炎特异性心理社会测量
西安大略和麦克马斯特骨关节炎指数（Western Ontario and McMaster Osteoarthritis Index，WOMAC）
膝关节功能障碍与骨关节炎结果评分（Knee Injury and Osteoarthritis Outcome Score，KOOS）
西安大略肩关节炎指数（Western Ontario Osteoarthritis of the Shoulder Index，WOOS）
手臂、肩和手部关节功能障碍功能问卷（Disabilities of the Arm，Shoulder，and Hand Questionnaire，DASH）
髋关节功能障碍与骨关节炎结果评分（Hip Disability and Osteoarthritis Outcome Score，HOOS）
澳大利亚/加拿大手部关节炎指数（Australian/Canadian Hand Osteoarthritis Index，AUSCAN）

表 4.3 骨关节炎监测所使用的骨关节炎特异性和一般性的心理社会监测方法（续）

一般性心理社会测量

简明健康调查量表 36（36-item Short Form Health Survey，SF-36）

欧洲健康相关生活质量量表（European Quality of Life-5 Dimensions questionnaire，EQ-5D）

关节炎自我效能量表（Arthritis Self-Efficacy Scale，ASES）

佩珀功能障碍评估工具（Pepper Assessment Tool for Disability，PAT-D）

蒙特利尔认知评估量表（Montreal Cognitive Assessment，MoCA）

疼痛灾难化量表（Pain Catastrophizing Scale，PCS）

间歇性和持续性疼痛评估量表（Intermittent and Constant Assessment of Pain，ICOAP）

Adapted from Peat G, Porcheret M, Bedson J, Ward AM. Monitoring in osteoarthritis. In Evidence-based Medical Monitoring. Blackwell Publishing Ltd；2008：335-336. https：//doi.org/10.1002/9780470696323.ch24；Busija L, Osborne RH, Roberts C, Buchbinder R. Systematic review showed measures of individual burden of osteoarthritis poorly capture the patient experience. J Clin Epidemiol 2013；66（8）：826-837. https：//doi.org/10.1016/j.jclinepi.2013.03.011；Emery CA, Whittaker JL, Mahmoudian A, et al. Establishing outcome measures in early knee osteoarthritis. Nat Rev Rheumatol 2019；15（7）：438-448. https：//doi.org/10.1038/s41584-019-0237-3.

（三）定期回顾计划并调整

经常回顾和调整综合管理计划是支持个体进行自我管理以及发展自我监测和自我调节生活方式行为能力的关键。与每一位患者定期回顾计划能够帮助明确关键障碍，确定建议是否已被执行[35]。基于这样的反馈，对管理方案的调整可能会包括运用更为简单的治疗方法、更全面的患者指导、患者咨询、信息提供、教育、提醒和对患者密切的随访[32]。

七、教育和支持自我管理的目标和重要性

为了更有效地管理健康状况和参与日常生活活动，骨关节炎患者需要持续的自我管理支持和教育。表 4.4 定义了"自我管理"和"自我管理支持与教育"的关键术语。

自我管理教育可提高增加骨关节炎相关的自我效能，促进自主性，并且降低对医疗保健系统的依赖。正规教育计划作为个体自我管理实践的基础，为受过培训的教育工作者提供纠正不正确的或者错误信念的机会。如果条件允许而且患者愿意，医疗卫生人员

表 4.4 关键定义

自我管理是指个体管理疾病症状、治疗方式、身体和心理健康，以及改变生活方式的能力。

自我管理支持和教育被定义为卫生保健人员系统地提供教育和支持性干预措施，以提升患者管理健康问题的技能和信心，包括定期评估进展和问题、设定目标和支持问题解决。

From Barlow J. How to use education as an intervention in osteoarthritis. Best Pract Res Clin Rheumatol 2001；15（4）：545-558. https：//doi.org/10.1053/berh.2001.0172；Institute of Medicine（US）. Patient self-management support. In：Adams K, Greiner A, Corrigan J. eds. The 1st Annual Crossing the Quality Chasm Summit：A Focus on Communities. National Academies Press（US）；2004：57-66. https：//doi.org/10.17226/11085.

可以将患者转介给基于社区的骨关节炎自我管理教育计划[38]。然而，随着时间的推移，自我管理策略的维持减弱，教育和支持在临床环境中仍然发挥着作用[39]。

尽管临床工作者和患者之间的联系是有限的，但临床工作者在教育、支持和指导患者中起着重要作用。自我管理支持包括信息提供和教育活动、支持生活方式调整、提供技能培训，并帮助应对骨关节炎对情绪的影响[40-41]。医疗卫生人员可以通过继续教育和正规的训练来扩充支持技术。理解自我管理教育流程，发展帮助他人做出改变的技能，并且将这些技能融入临床实践中将会允许临床工作者与患者建立合作关系，并且促进持续的自我管理支持[42]。表 4.5 包括了"以人为中心"的自我管理支持的一些要素。

表 4.5 "以人为中心"的自我管理支持

运用主动学习方法。教育是一个主动积极的过程，为临床工作者提供了识别和纠正错误或不正确看法或信念的机会。

认识和拓展当前的自我管理实践和信念。当提供支持时，讨论原有的策略，并且与患者一起仔细检查哪些有效，哪些无效。

明确压力源、障碍和应对策略。明确现存的可能的压力源，同时强调压力是一种感知。明确应对策略，并且帮助发展适应性的-积极的应对策略。

避免一次做太多。一次处理多个调整可能会让人难以承受，并且很快引发依从性变差。

八、自我管理支持策略

在临床实践中提供支持的方法有很多，包括从被动的信息共享方法到通过咨询和协作征求患者的意见，以及在患者对自己的健康相关结果拥有所有权时充分参与合作伙伴关系[43-46]。在这个连续过程中的每一种类型的支持策略对于鼓励自我管理都非常重要，但是单纯的信息分享并不足以改善临床结果和激励行为改变。此外，所选择的策略必须与个人进行自我管理的能力、意愿和动机相匹配。如果个体并没有准备好调整自己的生活方式，那么即便是更积极的行为改变干预措施也不太可能产生效果。

行为改变的跨理论模型（通常称为改变阶段）是指导临床工作者将适当的支持策略与个人动机水平相匹配的有用框架[47]。

1. 前期（无行为改变意图）

2. 考虑期（对行为改变持矛盾态度）

3. 准备期（开始行为改变的过程）

4. 行动期（行为已经被采纳）

5. 维持期（随着时间的推移保持行为改变）

临床工作者需要采取一系列策略，其中一些在表 4.6 中突出显示，以帮助个体从前期和考虑期，到准备期、行动期，再到维持期[48]。

表 4.6　临床实践中的自我管理支持

信息共享：患者获得信息

书面信息	有关诊断、可用的治疗方法选择和预期结果的信息
患者教育	通过增加知识或者影响态度来帮助个体理解和改善其健康状况的策略或经验
获得健康数据	使个体能够获得他们的书面或者电子医疗记录、健康信息，或者能够与临床工作者进行电子通信

咨询和协作：患者就感知觉进行咨询并且参与决策

决策支持工具	治疗选择的益处和结果方面的信息资源
目标制定和随访	制定现实可行的目标的过程，也被称为 SMART 目标（具体的，S；可测量的，M；可实现的，A；相关的（译者注：此处原书有误），R；及时的，T）。
共同决策	患者和临床工作者共同努力去权衡可能的选项、选择和偏好
日程设定	在第一次会面时，询问患者的观点和咨询目标
闭环	在回答问题或提供信息后，通过要求患者复述（反馈）共享的信息来跟进患者
问–答–问	提供患者感兴趣的信息：①询问患者他们知道什么以及他们想知道什么；②告诉患者他们想知道的内容；③再次询问，以发现患者是否理解所告知的内容，以及他们还想知道什么

合作伙伴关系：使患者参与，提供者陪伴患者发展自我管理能力

动机访谈	临床工作者运用系统的方法以确定患者对改变的准备程度、动机、优势和经历
简要行动计划	一个正式的过程，运用特定的问题和讨论提示以制定行动方案，从而实现目标
解决问题	该过程通常包括了明确的问题；可能的解决方案的头脑风暴；制订计划、实施方案和评估结果
5 A 模型	5 A 是指：评估（Assess）、建议（Advice）、认同（Agree）、协助（Assist）和安排（Arrange）

Adapted from Carman KL, Dardess P, Maurer M, et al. Patient and family engagement: a framework for understanding the elements and developing interventions and policies. Health Aff 2013; 32（2）: 223-231. https://doi.org/10.1377/hlthaff.2012.1133; Grande SW, Faber MJ, Durand MA, Thompson R, Elwyn G. A classification model of patient engagement methods and assessment of their feasibility in real-world settings. Patient Educ Counsel 2014; 95（2）, 281-287. https://doi.org/10.1016/j.pec.2014.01.016; McGowan PT. Self-management education and support in chronic disease management. Prim Care, 2012; 39（2）: 307-325. https://doi.org/10.1016/j.pop.2012.03.005; Pomey M-P, Flora L, Karazivan P, et al. The Montreal model: the challenges of a partnership relationship between patients and healthcare professionals. Sante Publique 2015; 27（1 Suppl）: S41-S50. https://doi.org/10.3917/SPUB.150.0041.

九、对情绪的反应

　　患有骨关节炎会引发一系列的情绪反应，这些情绪会随着个体对日常症状的反应、解释和应对而不断变化。个体的情绪状态可以影响生活质量、自我管理的能力、对疼痛的解释和对治疗的反应。在咨询的过程中，临床工作者在场、可以关注患者本身，为患者提供了分享情感忧虑的机会，如对于病程的不确定、对疼痛恐惧和发作的焦虑，以及能力丧失所致的抑郁心情。有效的回应可以提供确认和验证以帮助患者处理他们的情绪，见表 4.7。此外，可以通过练习沟通技巧提供情感关怀，例如主动倾听、眼神交流、观察身体语言、允许沉默、停止分散注意力的行为（例如，使用电脑）、以及自我监控自己的反应、感觉和观点[51]。

寻求和回应健康的情绪为临床工作者提供了帮助患者重新解释生理状态并制定有效应对策略的机会。疼痛和功能障碍的驱动因素通常是基于错误的信念和假设。例如，个体可能会避免运动，相信运动会导致进一步的疼痛和"磨损"。临床工作者可以帮助个体探索身体和情绪症状之间的循环关系。骨关节炎患者经常会陷入一个这样的循环：症状（如疼痛）会导致情绪压力，然后情绪压力又会使患者对症状的感知更加糟糕（如疼痛灾难化）。随着疼痛的增加，个体可能会避免运动，这会引发抑郁和疲劳，从而导致症状加重。当患者有机会以新的角度重新解读他们的症状和相关信念时，他们开始以不同方式看待自己的疾病，这就为他们提供了一个机会去提高自我效能，以更好地控制骨关节炎对日常生活体验的影响[52]。

为了个体能够适应、克服阻碍目标实现的障碍与困难，他们就必须有资源去处理、监测和调节日常活动，过上富有成效的健康生活。患者如果认为他们应对能力不足，将会避免某些活动和情况。表 4.8（适应性应对策略）中列出了一些有效的应对策略。

表 4.7　对情绪的反应
命名或标记情绪："这对你来说似乎很难过。"
合理化："这种感觉很自然……"
表示理解："我可以想象，这一定很令人沮丧。"
确认："是的，这对你来说是一个非常令人焦虑的时刻。"
尊重："你真的处理得非常好。"
同理心："我理解这可能会让你焦虑，我想讨论一下这个问题。"
切实的帮助："以下是我可以帮助你的一些方法……"
合作伙伴关系："我认为我们可以一起克服这个问题。"
支持："我是来帮助你的……"
Epstein RM，Street Jr，RL. Patient-centered communication in cancer care: promoting healing and reducing suffering. Communication 2007；222. https://doi.org/10.1037/e481972008-001；Smith RC, Hoppe RB. The patient's story: integrating the patient- and physician-centered approaches to interviewing. Ann Intern Med 1991；115（6）：470-477. https://doi.org/10.7326/0003-4819-115-6-470.

表 4.8　适应性应对策略
放松技巧：呼吸、渐进性肌肉放松
积极的自我对话：用积极的自我对话来取代消极的思想和印象
分散注意力：与一起运动的伙伴交谈，倾听音乐
认知重构：用更积极、更现实的应对思维来对抗非理性思维
寻求社会支持：参加支持小组或者社区步行计划

表 4.8　适应性应对策略（续）

积极的重新评估： 并非纠结于自己不能做什么，而是努力在自己能做的事情上取得成功

活动节奏： 找出一个人倾向于过度做的活动，并将任务分解为活动和休息两个时间段

Gonzalez VM，Goeppinger J，Lorig K. Four psychosocial theories and their application to patient education and clinical practice. Arthritis Care Res 1990；3（3）：132-143. https：//doi.org/10.1002/ART.1790030305.

十、对框架的需求

到目前为止，本章已经讨论了富有成效的临床体验的许多方面：制定自我管理计划、教育和支持的方面、对情绪的反应和帮助患者应对困难。总体上，这些方法通过营造一个协作、强化和支持的环境来加强治疗效果，积极地影响患者自我管理的能力[53]。认识到需要适应并个性化地对待每一位患者，临床工作者需要了解有助于在时间有限的环境中组织思想的框架。作为制定和设计有效的干预方法的指导，下一节将介绍作为一种急需的临床实践工具的行为改变的理论框架。

十一、行为改变：为什么我们需要运用理论框架？

在临床实践中运用行为改变的理论框架来指导与患者的讨论，可以帮助临床工作者建立融洽的关系并且选择最有效的方法来解决与个体患者相关的健康因素。框架一致地描述、组织和阐明行为动态和行为改变过程中涉及的各种因素之间的关系。仅仅提高患者行为意识通常不足以促进行为改变。同样地，只关注行为改变的一个因素（例如能力）而不同时考虑其他的行为影响因素（例如情绪）经常会导致治疗无效。在本节中，将定义常见的行为改变要素，强调将自我效能作为行为改变过程的核心要素，并通过案例分析来说明理论框架在实践中的使用。

十二、行为改变理论的共同要素

在健康促进和行为科学领域，有非常多的理论和框架，经常运用不同的名字来命名定义相似的要素[54]。然而，越来越多的证据表明，预测和了解行为可以通过针对行为的少数要素或决定因素得以实现。设计综合管理计划和行为干预应当至少针对表 4.9 中列出的要素。

表 4.9　行为改变理论的共同要素——源自 21 世纪行为改变沟通委员会

（1）自我效能	个体认为他或她有能力在不同的环境中执行该行为
（2）目标意图	个体已经形成了强烈的积极的意愿（或做出了承诺）来执行该行为
（3）预期结果	个体相信执行该行为能引发一定的结果，且执行该行为的优势胜过了劣势
（4）障碍	需要克服的障碍

表 4.9 行为改变理论的共同要素——源自 21 世纪行为改变沟通委员会（续）

（5）技能和能力	个体具备执行该行为所需的技能
（6）社会规范	相较于不做该行为，个体执行该行为时感受到更多的社会压力
（7）个人规范	个体认为自己的行为与自我形象、个人标准或自我标准更一致，而不是不一致

Institute of Medicine（U.S.）. Committee on Communication for Behavior Change in the 21st Century：Improving the Health of Diverse Populations. Speaking of Health. National Academies Press；2002. https：//doi.org/10.17226/10018；Bartholomew Eldredge LK，Markham CM，Ruiter RAC，Fernández ME，Kok G，Parcel GS. Planning Health Promotion Programs：An Intervention Mapping Approach. John Wiley & Sons，Incorporated；2016. http：//ebookcentral.proquest.com/lib/wfu/detail.action?docID = 4312654；Fishbein M，Triandis HC，Kanfer FH，Becker M，Middlestadt SE，Eichler A. Factors influencing behavior and behavior change. In：Baum AS，Revenson TA，J. E. Singer JE，eds. Handbook of Health Psychology. Psychology Press；2001：3-18. https：//doi.org/10.4324/9781410600073.

十三、社会认知框架：社会认知理论

在一个框架中组织常见要素的一种方式是基于社会认知理论（图 4.4）。根据社会认知理论[17, 55]，影响健康行为改变的关键要素有：①自我效能；②目标意图；③预期结果。对于参与行为改变过程的个体来说，他们必须：

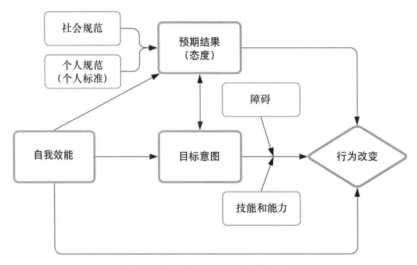

图 4.4 行为改变的社会认知框架

①相信他们可以做出期望的行为（自我效能）。

②承诺或提议执行该行为（目标意图）。

③相信执行该行为将会带来有价值的结果（预期结果）。

不直接决定行为改变的次要要素有：④障碍；⑤技能和能力；⑥社会规范；⑦个人规范。当一个人从意图转向行动时，其意图的强度会受到障碍和（或）技能和能力的影响。个体可能会发现障碍，即需要克服的困难是难以克服的；和（或）个体可能意识到执行行为所需的真正的技能和能力是缺乏的。当形成了关于预期结果的信念，个体经常会考虑行为的结果是否符合社会规范。同样值得关注的是，个体的行为是否与自我认同或个人规范（不同健康习惯的成本和收益自我评估）一致。

十四、提升自我效能：核心要素

自我效能，即个体采取必要行动以实现预期行为改变的能力的信心，是大多数行为框架的核心要素[17]。对自我管理的教育和支持为发展个体的自我效能奠定了坚实的基础。临床工作者可以通过针对自我效能的四种具体来源来进一步加强和帮助发展个体的自我效能，分别是：成功的经验（例如，经历成功，促进任务掌握）、替代性经验（例如，与一些有着类似积极经历并成功执行的人接触）、言语劝说（例如，来自于他人的鼓励）和对生理 /情绪状态的解读（例如，对身体感觉的感知，愉快、积极的情绪状态）（图 4.5 和表 4.10）。

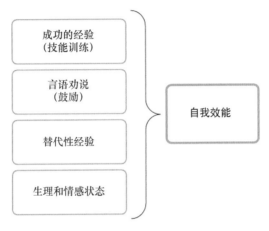

图 4.5　自我效能来源

来源	描述	提升自我效能行为策略的例子
成功经验	对参与目标行为有成功的经验	制定可以实现的有价值的目标；目标应当主要由患者制定
		将长期目标分解为可实现的短期目标，这些目标在最开始时容易实现，随着时间的推移越发具有挑战性
		展示技能，给予正确的引导，然后指导患者尝试进行活动
替代性经验	与有着相同背景的成功执行的人有接触	将个体转介至社区关节炎项目、支持组织和其他为骨关节炎患者提供支持服务的经验丰富的项目
		提供运动任务视频，可以展示相关的成年人成功完成任务
		讨论和提供有相似背景和特征的个体成功的故事
言语劝说	其他人鼓励他 / 她可以成功	给予频繁的反馈，并表达对患者执行建议行为能力的信心
		让家人和有亲密关系的人参与计划和执行照护的过程
		寻求社会支持和鼓励
生理和情感状态	帮助解读与骨关节炎和行为改变相关的症状	提供与骨关节炎症状相关的教育
		提供教育以帮助解读疼痛和情绪状态
		讨论运动和体重管理是如何影响患者身体和情绪的感受的

表 4.10　自我效能来源和促进自我效能的行为策略

这些自我效能的来源相互配合效果最佳[58-59]。以步行为例，一个人对自己以步行作为一种锻炼形式的能力充满信心，通过成功完成更远距离的步行，可以形成更佳的自我效能判断，同时能够积极地解释步行时出现的生理和情绪状态（即疼痛、僵硬、害怕跌倒）。表4.10包括了自我效能的来源以及临床工作者可以用来增强自我效能的认知和行为策略。

十五、反馈环路：过去的行为、自我效能和表现之间的关系

个体的信念和行为通常是相辅相成的。即使是很小的成就也可以引发重大的行为改变。成功实现增量目标会增加自我效能，进而增加未来对于行为的参与度[60]。相反，失败的行为改变尝试会降低自我效能，从而降低未来尝试行为改变的可能性。尽管过去的行为是未来行为的有力预测因素，但当面临新的障碍时，个体会依赖于对能力的认知。在经历挫折时，医疗卫生人员会严重影响患者个人的自我反思、表现评估和对未来行动方案方式的考虑。在这个关键的时刻，人们依靠自我效能，要么选择放弃采取行为，要么调整并重试。临床工作者可以鼓励患者将失败看作是学习的经历，并通过重新评估目标、收集新的信息、讨论策略，与患者共同解决问题，以积极地影响自我效能并最终影响未来行为改变的尝试。

通过将这些常见的要素组织到行为改变的框架中，临床工作者可以用社会认知理论来帮助个体发展自我管理的能力。以下的案例分析将会运用综合管理中的诸多成分来说明在临床实践中运用社会认知框架。

十六、案例分析

（一）背景信息

6个月前，海伦，一名67岁的女性，被诊断为中度双侧膝关节炎。在初次咨询时，风湿科医生解释了诊断、疾病的进程，为她提供了一份信息丰富的讲义，并且鼓励她参加自我管理教育计划。海伦对诊断结果感到不知所措，她希望这个教育计划能够回答她的问题并且缓解她的焦虑。

海伦现在是在参加完自我管理教育计划后第一次见风湿科医生。

（二）关系建立和评估

在上一次与海伦见面时，临床工作者分享了海伦所需的信息，以便就她的健康做出明智的决定。在此次会面时，临床工作者应当通过协商和合作让海伦参与决策过程。为了开始这个进程，临床工作者邀请海伦制定议程并确定此次会面的过程（例如，我们在一起的时间你想要关注于哪些事项？）。通过开放的问题和积极的聆听，临床工作者了解了海伦的担忧、情绪和此次就诊的主要目的。

海伦表示她的诊断结果让她非常震惊。尽管自我管理计划为她供了有用的信息和自我管理的方法，但海伦在处理这些信息时还是有些不知所措。她开始考虑更多地在她的社区和附近的公园散步，但是海伦也表示她害怕这样会对膝关节造成更多的疼痛和损伤，并且不清楚运动是如何帮助改善她的疼痛和功能的。

海伦已婚、退休并且有两个成年子女，其中一个居住在同一街区。她每周都会照顾几次 5 岁和 9 岁的孙子（女），并且喜欢在周日举办家庭聚餐。海伦很担心她的膝关节炎会妨碍她享受与家人在一起的时光。她经历过无法解释的突然的疼痛，担心症状加剧，现在已经减少了和她孙子（女）一起玩耍的时间。海伦担心如果她不小心，她的膝关节炎将会使她无法与家人相处，尤其是她的孙子（女）。

在了解海伦的主要担忧之前，很重要的是先要认识和了解海伦的情绪经历。承认海伦的情绪和经历并使其合理化，提供了一个表达同理心的机会（例如，"这对你来说确实是一个非常令人焦虑的时刻""对这种新的诊断感到不知所措是很自然的"）和讨论如何运用情绪指导我们的思想〔例如，"当我们感到不知所措或感到压力时，很容易陷入消极思维，等到这些想法被清除后，再做出关于您的锻炼计划或者何时与您的孙子（女）玩耍的决定"〕的机会。患者在适应新的诊断时通常需要更多的情感支持。

（三）探求患者的最大担忧

在停下来提供情感支持后，临床工作者将有机会总结海伦的陈述，并建议与海伦进行与最大担忧相关的讨论（例如，"根据您告诉我的情况，您似乎有兴趣定期步行以保持身体活跃，然而您害怕更多的活动会使疼痛加剧。你是否愿意将今天的主题聚焦在如何将步行融入到日常生活中，并且应对可能发生的疼痛"）。

海伦赞同医生的评估。她愿意更经常地行走，但是害怕引发疼痛，并且不确定自己能否充分控制疼痛。海伦确定避免疼痛的最佳方法是减少活动。她仍然持有怀疑态度，但是如果她知道更多处理疼痛的方法，她会觉得运动更舒适。

现在议程已经制定，临床工作者运用社会认知框架并且选择恰当的行为改变技术和应对策略来帮助海伦开始步行锻炼计划，并且随着时间的推移继续维持活动量。

（四）运用社会认知框架——干预

这一行为改变过程应该从海伦目前的意图、自我管理程序和应对措施开始。具体来说，临床工作者尤其应当努力了解海伦是如何应对疼痛的（"当突发情况或者疼痛发生时，你会采取什么措施来减轻疼痛？"）。临床工作者也需要检查海伦的运动目标、意图和预期结果是否是现实和恰当的（"一周中你想多久步行一次，步行的时长是多久？"和"如果你定期步行，你希望的结果是什么？"）。

海伦表示，她愿意每周步行 3 次，每次步行 1 个小时。目前，她避免进行她认为可能会导致疼痛的活动，并认为一旦疼痛程度增加，她将无法控制。海伦解释说，当疼痛和突发情况出现时，她倾向于在躺椅上休息，同时努力弄清楚她的行为是如何导致疼痛发生的。

许多行为改变技巧和疼痛应对策略可以帮助海伦成功采用运动方案并且保持参与家庭和孙子（女）的活动。然而，临床工作者应当根据海伦对于改变的准备程度专门制定方法。在这种情况下，海伦改变运动习惯的准备水平目前处于行动计划阶段（准备阶段），意味着她正在寻求可以帮助她克服过去的障碍的策略，即疼痛灾难化和对管理疼痛能力缺乏信心。

疼痛灾难化是一种恐惧的情绪状态，害怕实际或者预期的疼痛将永远无法掌控，将会变得更糟糕，并且永远不会结束。帮助海伦发展疼痛管理应对技巧可能会阻断恐惧-回避循环。为了应对疼痛，海伦避免活动，当疼痛发生时，她倾向于思考和指责是自己引起了疼痛。为了给海伦的适应不良性应对策略提供替代方案，临床工作者可以建议采取一些应对策略，例如在身体活动时更频繁地间歇。在休息的时候，海伦可以进行放松练习使她的思想平静下来（例如，冥想和拉伸）或做一些可以分散注意力的愉悦的事情（例如，阅读、给爱人打电话或者听音乐），而并非总是思考她可能是做了什么从而引发了疼痛。

海伦解释说，她经常忙于活动或任务，并优先考虑完成任务，而并非通过结合放松休息来分解任务。她计划在手机中设置一个定时器来提醒她休息，并计划尝试不同的休息频率，以找到适合她的频率。

临床工作者同意设置定时器是一个很好的想法。意识到此次会面所剩余的时间有限，临床工作者询问海伦是否愿意一起集思广益，为海伦期望的步行计划设定一个目标。

海伦同意讨论步行计划，临床工作者记录他们提出的想法。

表 4.11 展现了头脑风暴过程中可以考虑的选择。临床工作者关注于有可能增加自我效能的建议，目的是针对自我效能的四种来源。最后，海伦决定她会在公园中运动，公园里平坦的地区有一条步道，并且设有长椅供她休息。海伦和临床工作者一致认为，最

表 4.11 海伦与临床工作者会面时考虑的选择

环境因素
- 场所：健身房、公园、社区
- 一天中的时间

社会支持
- 社区步行方案
- 运动伙伴

时间和时长目标
- 累积到每次运动 30 分钟
- 步数、行走距离
- 天数和分钟数

应对策略
- 听音乐
- 边走边聊
- 选择风景优美的环境
- 休息

好在第一组训练时步行 10 分钟，然后每组增加 5 分钟，直到一次可以舒适地行走 30 分钟（掌握经验）。临床工作者向海伦解释，膝关节炎患者在步行训练刚开始的阶段经常会经历短暂的疼痛增加。但通常这种疼痛随后会减轻，海伦应注意到相比从前，一组步行训练结束后疼痛程度降低。如果一组训练后疼痛增加，则可能显示海伦运动过度，应当休息，并且在下一次步行的时候降低步行速度或缩短步行距离（积极解读生理和情绪状态）。

海伦和临床工作者讨论了与朋友散步（言语劝说）或参加一个医院赞助的步行项目以提供鼓励（替代性经验）的选择。海伦似乎对这个想法持开放态度，但她希望步行的时候可以有灵活性。临床工作者向海伦提供了一份社区锻炼计划清单，并鼓励海伦如果对她的步行计划有任何疑问或担心她的疼痛程度（言语劝说），请致电诊所。

最后，临床工作者决定结束循环，并且要求海伦重述刚刚讨论的步行方案的计划（例如，"我知道我们已经讨论了很多内容，现在我想确认我们涵盖了所有的对你重要的内容。你可以解释一下我们确定的计划吗？"）。

海伦向临床工作者解释计划，并补充说，通过此次会面，她对于开始一个步行锻炼方案没有像之前那么焦虑了。

（五）随访和评估

在与海伦之前的会面中，临床工作者运用了社会认知理论来构建他们的讨论框架，并将策略纳入方案中，以随着时间的推移逐渐增加海伦的自我效能。通过协商并得出海伦觉得有价值的效果，干预措施是根据她的目标和兴趣专门制定的。当海伦在几个月后回来进行随访时，她带来了用来记录步行时间的步行日志。

海伦在在实现她的步行目标方面取得了一定成功，但是对没有达到目标步行时间的那几周表达了一定的担忧。

临床工作者祝贺海伦取得的成功，并且指出她在日志里面监测每周步行方案的进程是非常有帮助的。接下来，他们讨论了遇到的困难，以及认识到每个人都有难以克服的障碍的重要性，以及他们可以继续共同努力，集思广益，在面临挑战时坚持不懈，包括寻求海伦的家人和朋友的支持。临床工作者指出，原谅自己同样重要，对于那些情绪和思想占上风的日子，决定不行走或者不达到步行目标，可以作为我们为了达到管理计划目标而成功应对面临挑战的那几周的奖励。

通过合作，临床工作者和患者可以制定灵活和全面的综合管理计划，从而带来长期和持续的行为改变。这种在生物心理社会框架内形成的"以人为中心"的方法，以理论和经过充分测试的行为改变技巧为指导，是有意义的临床诊疗的核心，并且在骨关节炎患者的行为中发挥着重要的作用。

参考文献请扫描书末二维码

第五章

身体活动、运动锻炼和治疗性运动

Rana S. Hinman | Kim L. Bennell

王蕴琦 译 何凌骁 校

临床实践要点和证据总结

- 成年膝关节骨关节炎患者通常在 1 天中有 1/3 的时间都处于久坐状态。

- 对于下肢骨关节炎患者而言，设定每周 45 分钟的中等强度身体活动目标，随着时间的推移可以改善或维持高水平的身体功能。

- 对于膝关节骨关节炎患者而言，每天步行 > 6000 步，随着时间的推移可以防止功能衰退。

- 对于下肢骨关节炎患者而言，力量训练应该根据个人的损伤情况而定，重点针对下肢主要的、受累关节的肌群开展。

- 针对步行功能存在问题的情况，开展双侧髋关节周围肌肉组织和股四头肌的力量训练比单纯的股四头肌训练的效果更好。

- 与旨在提高整体下肢力量的运动项目相比，针对股四头肌进行的锻炼方案似乎对减少骨关节炎患者疼痛和功能障碍水平具有更好的效果。

- 当发现骨关节炎患者跌倒风险增加时，应该保证在治疗性运动方案中纳入平衡练习。

- 在所有种类的治疗性运动中，身心锻炼提高对身体功能提升的自我报告是最有效的，并且是在短期内降低关节疼痛最有效的两种运动形式之一（另一种是有氧运动）。

- 证据显示，对于已有膝关节骨关节炎的人群来说，每天 10 000 步的身体活动是不会加速骨关节炎进程的。

- 即使是晚期膝关节骨关节炎人群，走步依然是安全的，不会使关节疼痛加重。

对于骨关节炎患者而言，无论患者年龄、关节受累程度、影像学状况、疼痛等级、功能水平和合并症如何，身体活动和锻炼是骨关节炎患者循证管理的一线核心要素[1]。本章将概述身体活动和运动锻炼在骨关节炎管理中的作用。尽管涵盖了一般的骨关节炎情况，但膝关节骨关节炎仍然是主要的焦点，因为膝关节是下肢最常见受累的部位，并且大多数的骨关节炎研究都关注膝关节。

一、什么是身体活动、久坐行为、运动锻炼和治疗性运动?

身体活动是指"一切通过骨骼肌产生并导致能量消耗的活动[2]"。因此，身体活动泛指所有有计划的和偶然的运动，包括日常生活、休闲、运动、乘坐交通工具或作为个人工作的一部分。久坐行为是指在清醒状态下，能量消耗不超过 1.5 个代谢当量[3] 的活动（包括在坐位、斜靠、平躺的姿势）。身体活动不足则是指当前活动水平未达到身体活动的推荐量。运动锻炼是身体活动的一个子类别，是有计划的、有组织的、重复的身体活动，目的是改善或保持身体健康[2]。治疗性运动是指旨在缓解症状、增强功能或改善、保持、减缓健康恶化的运动[4]。

二、针对骨关节炎患者推荐的身体活动

世界卫生组织身体活动指南[5]对于成年人和老年人**推荐至少每周 150 ～ 300 分钟的中等强度有氧身体活动（例如，快走，网球双打），或至少每周 75 ～ 150 分钟高强度的身体活动（例如跑步、足球比赛）**，为获得额外的健康益处，每周再进行至少两天的肌肉锻炼。65 岁或年龄更大的老年人同样建议开展多种身体活动，强调功能性平衡和力量训练，每周 3 天或更多，以此来提高功能性能力和预防摔倒。世界卫生组织还建议成年人和老年人限制久坐的总时长，通过用任何强度的身体活动来替代久坐。

做一些身体活动比一点都不做要好，即使达不到推荐的运动量，做一些身体活动也会得到一定的健康收益。对于骨关节炎患者也是如此，在患有膝关节骨关节炎的人群中开展的研究显示，下肢关节有症状的人们接受每周至少 1 小时的中-高强度的活动可以预防 4 年后残疾的发生[6]。对于骨关节炎患者，建议成年人从小运动量的身体活动开始，并且逐渐增加频率、强度和时长。65 岁或更大年龄的骨关节炎患者应该开展其活动能力允许的身体活动，并根据他们身体能够承受的水平调整身体活动[5]。下肢有关节酸痛／刺痛／僵硬症状的成年人进行至少每周 45 分钟的中-高等强度的身体活动，其身体功能可在之后的 2 年内得到改善或维持在较高水平[7]。由此可见，在针对下肢骨关节炎患者的公共卫生指南中，提高身体活动可以作为一个有用的中间目标。

尽管当前已经认识到身体活动建议与骨关节炎患者状况相关，但考虑到相关症状和损伤，身体活动可能难以实现，欧洲风湿病联盟已经制定了 10 项关于炎性关节炎和骨关节炎患者身体活动和锻炼的建议（表 5.1）[8]。四个总体原则是：

- 身体活动是提升健康相关生活质量的基本理念之一；
- 髋关节和膝关节骨关节炎患者能从身体活动中获益；
- 常规身体活动建议中的四个要点（心肺能力、肌肉力量、柔韧性和神经运动表现）也适用于骨关节炎患者（可行且安全）；
- 身体活动的规划需要医疗卫生人员和髋关节骨关节炎、膝关节骨关节炎患者共同决策，且需要考虑到个人的偏好、能力和资源。

表 5.1 所列的 10 项具体建议强调，按照公共卫生建议促进全身身体活动是整个骨关节炎病程照护的组成部分，也是所有医疗卫生人员的责任。事实上，当医疗卫生人员提供身体活动的建议时，成人骨关节炎患者更有可能坚持遵守身体活动指南的要求[9]。

随着可穿戴设备的日益普及和低廉的价格，每日步数是临床医生和患者用来评估和监测身体活动的一种常见和简单的测量方法。对成年人和老年人来说，建议每天步行至少 7000 ~ 8000 步，以达到中等强度身体活动的最低推荐量[10]。在患有膝关节炎或有患膝关节炎风险的人群中，每天步行 > 6000 步似乎可以在 2 年内防止功能下降[11]，且每日增加 1000 步与功能受限风险降低 16% ~ 18% 相关。这些数据有助于临床医生在为骨关节炎患者制定身体活动目标时提供参考。

三、骨关节炎患者进行身体活动以及久坐行为的后果

许多骨关节炎患者缺乏足够的身体活动。一项系统综述发现，只有 13% ~ 41% 的膝关节骨关节炎和髋关节骨关节炎患者能够达到每周 ≥ 150 分钟中-高等强度的身体活

表 5.1　EULAR physical activity recommendations[8] for people with osteoarthritis（OA）.

Recommendations
1. Promoting physical activity, consistent with general physical activity recommendations, should be an integral part of standard care throughout the course of disease in people with hip and knee OA.
2. All healthcare providers involved in the management of people with hip and knee OA should take responsibility for promoting physical activity and should cooperate, including making necessary referrals, to ensure that people with hip and knee OA receive appropriate physical activity interventions.
3. Physical activity interventions should be delivered by healthcare providers competent in their delivery to people with hip and knee OA.
4. Healthcare providers should evaluate the type, intensity, frequency and duration of an individual's actual physical activity by means of standardized methods to identify which of the four domains of general physical activity recommendations can be targeted for improvement.
5. General and disease-specific contraindications for physical activity should be identified and taken into account in the promotion of physical activity.
6. Physical activity interventions should have clear personalized aims, which should be evaluated over time, preferably with a combination of subjective and objective measures（including self-monitoring when appropriate）.
7. General and disease-specific barriers and facilitators related to performing physical activity, including knowledge, social support, symptom control and self-regulation should be identified and addressed.
8. Where individual adaptations to general physical activity recommendations are needed, these should be based on a comprehensive assessment of physical, social and psychological factors including fatigue, pain, depression and disease activity.
9. Healthcare providers should plan and deliver physical activity interventions that include the behavioral change techniques of selfmonitoring, goal setting, action planning, feedback, and problem-solving.
10. Healthcare providers should consider different modes of delivery of physical activity（e.g., supervised/not-supervised, individual/group, face-to-face/online, booster strategies）in line with people's preferences.

（应版权方要求，此表保留英文）

动推荐量，只有 48% 的患者能够达到每日步数 ≥ 7000 步[12]。相似的发现也出现于骨关节炎倡议（Osteoarthritis Initiative）研究中：超过 50% 的男性以及近 80% 的女性膝关节骨关节炎患者或者有风险的人群，未能达到至少每周 150 分钟的中-高等强度身体活动[13]。值得注意的是，**患有膝关节骨关节炎的成年人的典型习惯为每天 2/3 的时间处于久坐状态**[14]。骨关节炎人群缺乏身体活动的原因是多重的，其中包括活动相关的关节疼痛、疲劳、运动自我效能降低，以及对于运动的恐惧，这些将在本章的后续部分进一步展开。图 5.1 描述了骨关节炎患者缺乏身体活动的恶性循环，至于其消极的后果将在本章的后面进行讨论。

身体活动的缺乏常常导致肌肉力量的下降和身体失健，这些反过来会对骨关节炎的症状以及身体功能带来不良的影响。尽管不同的系统综述结果会有差异，但依然有证据认为膝关节骨关节炎患者膝关节伸肌力量薄弱与膝关节疼痛增加和身体功能退化的风险相关[15-16]。有证据显示膝关节伸肌薄弱与膝关节骨关节炎进展的风险有关，但是在影像学上，尚未发现膝关节伸肌薄弱会加重膝关节骨关节炎的严重程度[16, 18]。在髋关节骨关节炎患者中，有限的研究显示，缺乏运动、肌肉无力与症状性或结构性骨关节炎恶化之间的关联尚不清楚。有系统综述[19-20]描述了等级低且相互矛盾的证据，表明髋关节肌肉无力、膝关节伸展肌群无力、身体活动缺乏和未参与监督下的锻炼可能预示着身体功能退化和（或）髋关节疼痛随着时间的推移加剧。有限的研究显示，在由骨关节炎导致手部疼痛的老年人中，手部力量薄弱与手部功能较差有关[21]，同时，虚弱的握力与持续 12 ~ 18 个月具有临床意义的功能衰退有关[22]。尽管证据有限，但是握力和捏的

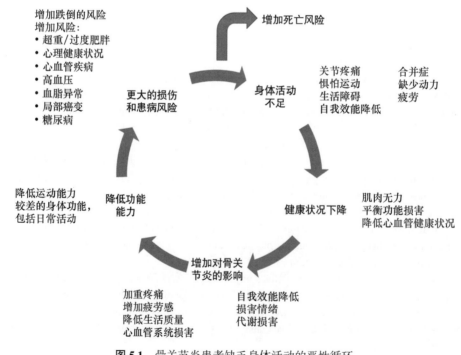

图 5.1 骨关节炎患者缺乏身体活动的恶性循环

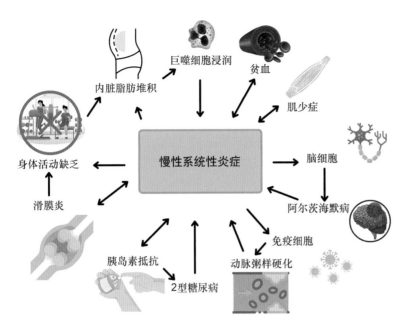

图 5.2 风湿性疾病患者身体活动不足、慢性炎症和合并症的关系

力量并不会作为骨关节炎患者指间关节的影像学改变的预后指标[23]。

身体活动缺乏增加了身体不健康状况的风险，包括高血压、2 型糖尿病、某些癌症、焦虑和抑郁，同时也缩短了寿命[5]。2/3 的骨关节炎患者至少患有 1 种慢性并发症[24]，其中最常见的包括高血压、血脂异常、背痛、甲状腺疾病和抑郁症。多发性疾病很常见，大约 1/4 的骨关节炎患者有 3 种或 3 种以上合并症[24]。因此，骨关节炎患者由于心血管疾病引起死亡的风险增加就不足为奇了[25]，而且越来越多的证据表明，症状性膝关节骨关节炎或放射性骨关节炎的患者全因死亡的风险均增加[26]。模型研究显示，在美国，即使只有 20% 不活跃的膝关节骨关节炎患者变为活跃人群，也有可能减少 95 920 例癌症、222 413 例心血管疾病和 214 725 例糖尿病[27]。逐渐增加的证据表明，骨关节炎患者与慢性低度炎症有关[28]，且身体活动缺乏会使其加重。缺乏运动的生活方式可导致内脏脂肪堆积，当与合并症相结合时，可加剧骨关节炎相关的系统性炎症，并激活炎症通路网络，增强代谢紊乱、动脉粥样硬化并增加慢性疾病的发生风险（图 5.2）[29]。骨关节炎患者并发症的进展被认为会促进正反馈循环，进一步加剧全身炎症，导致骨关节炎症状恶化。

身体活动缺乏与久坐的生活方式将会导致下肢患骨关节炎（尤其是膝关节骨关节炎）的人群跌倒和持续性跌倒相关损伤的风险增加[30]。对比没有症状性膝 / 髋关节骨关节炎的人群，跌倒的概率随着下肢症状性骨关节炎关节数量的增多而增加，单关节骨关节炎的人跌倒概率增加 53%，双关节骨关节炎的人群跌倒概率增加 74%，有 3 ～ 4 个关节患有骨关节炎的人群的跌倒概率则增加 85%[31]。膝关节骨关节炎[32]患者发生跌倒的危险因素包括平衡功能损害、肌肉无力、合发症的存在，以及有症状关节数量的增加，所有的这些都与身体活动缺乏有关。

四、对骨关节炎患者有益的运动锻炼类型

到 2002 年为止，有充分的的研究证据表明对于下肢患有骨关节炎的人群来说，有运动锻炼的干预相比于无运动锻炼有更加明显的益处[33]。然而，大部分的证据是与膝关节骨关节炎相关的，针对髋关节骨关节炎开展的试验少之又少。尽管如此，一篇关于陆上运动治疗髋关节骨关节炎的 Cochrane 综述报告称，在干预后即刻和 3 ～ 6 个月后，疼痛和身体功能均有改善[34]。当前关于手部关节骨关节炎的令人信服的证据较少，仅有有限的低质量证据显示运动对手部的疼痛、功能和手指关节僵硬有较少的益处[35]，且其益处具有不确定的临床相关性。

各种不同类型的治疗性运动可以为下肢骨关节炎患者带来健康益处。虽然不同类型的运动产生的效果不同，但获益可能包括关节疼痛、身体功能和健康相关生活质量的改善[36]，这些获益持续至停止特定运动项目后 6 个月[37]。迄今为止，还没有系统综述阐述身体活动对骨关节炎合并症的益处[37]。运动治疗可以帮助髋关节骨关节炎患者在患病第 6 年时减少 44% 的关节置换需求[38]，对于膝关节骨关节炎患者在患病 2 年时减少 68% 的关节置换需求。**尽管运动锻炼的效应值只是低到中等，但是这个益处的程度与用于治疗骨关节炎止痛药的效果基本相当**[40-41]。对于下肢骨关节炎患者而言，陆上运动锻炼与水中运动锻炼似乎具有一样的效果[37]。水中运动（或水疗）有额外的浮力和减少关节冲击的好处，可能更适合诸如那些疾病晚期或陆上运动太痛苦的人[42]。

（一）心血管（有氧）健康

有氧运动（包括步行、跑步、骑车，以及游泳）的目的是提高心血管健康。低强度的有氧运动是柔和的，对关节的压力较小，如散步、骑自行车或游泳，可能是骨关节炎患者的最佳选择，因为高强度的活动（如跑步或跳跃）通常需要双脚同时离开地面，当脚撞击地面时，会增加关节的压力。大多数评估有氧运动对膝关节骨关节炎和髋关节骨关节炎患者疗效的研究都集中在步行上。步行是一种受欢迎的有氧运动选择，因为它具有易开展性且可以使用各种表面（跑步机、室内、室外）、结构（独立 *vs.* 有监管的团体项目）和步行类型（例如，北欧步行）[43]。荟萃分析证实，有氧运动有利于改善骨关节炎和炎症性关节炎[44]患者的心血管健康，改善下肢骨关节炎患者的疼痛和身体功能[33, 45]。对于膝关节骨关节炎患者，有氧运动对疼痛缓解的效果可能随着监督运动次数的增加而增加。每增加 10 次监督运动，疼痛的效应量增加 0.2 以上[45]。最近的一项网络荟萃分析表明，在所有类型的治疗性运动中，有氧运动可能对改善客观身体表现（例如，步行）最有益，并且与身心运动一起，是减少关节疼痛的最有效的运动形式（图 5.3），至少在短期内是这样[36]。

（二）抗阻（力量）训练

力量训练是应用抗阻（例如，通过体重、运动 / 弹力带、自由重量、抗阻设备）的形

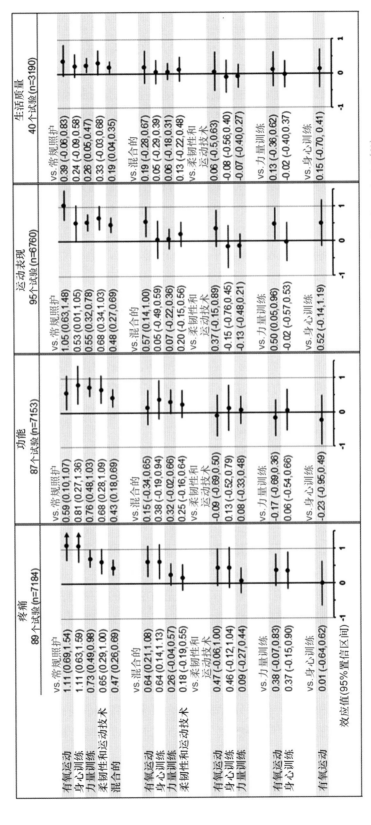

图 5.3　不同运动类型与不同比较物相比较的效应大小〔以标准化均值差（95% 置信区间）表示〕[36]

式增加肌肉收缩力量的训练方式。力量训练可以在公共设备上进行（例如，在健身房独立进行或作为小组课程的一部分），也可以在家中独立进行。力量训练被推荐用于对抗与年龄相关的肌肉质量损失（肌少症）[46]，也是对抗与骨关节炎相关的肌肉无力的有效策略。对于下肢骨关节炎，力量训练应针对受累关节周围的主要下肢肌群，根据个体受损伤情况（如，髋关节屈肌、伸肌、外展肌、内收肌和旋转肌；膝关节屈肌和伸肌；小腿肌肉）进行[43]。荟萃分析证实，力量训练可以改善下肢骨关节炎患者的肌肉力量[44]，并有利于改善疼痛和身体功能[33, 45]。一项网状荟萃分析提示，力量训练可同时较好改善多种结局，包括疼痛、功能、客观表现和生活质量（图 5.3），至少在短期内是这样[36]。对于行走功能存在问题的膝关节骨关节炎患者，针对髋部肌肉和股四头肌的力量训练比只针对股四头肌的训练获得了更好的结果[47]。然而，现有的低质量证据并不支持在股四头肌训练计划中增加髋部训练以改善患者自我报告的疼痛、功能或生活质量。侧重于股四头肌力量的训练计划在减轻骨关节炎疼痛和残疾方面似乎比旨在改善下肢力量的训练计划更有益[45]。

（三）柔韧性（拉伸）训练

柔韧性训练的目的是改善关节活动度以及肌肉的柔软程度。柔韧性训练的例子包括关节活动度的训练和肌肉拉伸。柔韧性训练的益处与其他类型的治疗性运动不同，由于缺少针对骨关节炎的研究而不被知晓。尽管柔韧性训练通常作为综合训练计划的一部分，但有证据表明，拉伸结合力量或有氧训练并不会改变髋 / 膝关节骨关节炎人群的柔韧性[44]。短期而言，同时进行柔韧性和神经运动技能训练的项目可同时较好改善多种结局，包括疼痛、功能和客观表现（图 5.3）[36]。

（四）神经运动（神经肌肉）训练

神经运动训练是一种治疗性训练，包括平衡、协调、步态、敏捷性和本体感觉训练等运动技能。遗憾的是，与其他类型的治疗性训练相比，评估神经运动训练在骨关节炎中的效果的研究很少，而且尚不清楚神经运动表现是否可以通过治疗性训练改善[44]。鉴于平衡运动可将老年人的跌倒率降低 23%[48]，因此当发现骨关节炎患者的跌倒风险增加时，在治疗性训练项目中纳入平衡运动可能是有必要的。值得注意的是，瑜伽和太极都包含了神经运动训练的元素。

（五）身心训练

身心训练是结合身体运动、精神专注和控制呼吸来提高力量、平衡、柔韧性和整体健康的运动，例如瑜伽和太极。荟萃分析表明，太极拳对骨关节炎患者的疼痛、身体功能和僵硬有显著的适度影响[49-51]；然而，与运动和非运动对照组相比，只有非常低质量的证据表明瑜伽可以改善疼痛、身体功能和僵硬[52]。一项网络荟萃分析提示，在所有类型的治疗性运动中，身心训练在改善自我报告的身体功能方面最有效（与常规治疗相比，效应值为 0.81），并且在减轻关节疼痛方面是两种最有效的运动形式之一（与有氧运动相比，两者的效应值均为 1.11，而与常规治疗相比，其他形式的运动的效应值为 0.47 ～ 0.73）（图 5.3），至少在短期内是如此[36]。

（六）以咨询为基础的身体活动促进

成年膝关节骨关节炎患者较差的身体功能与久坐有关[14]，与中-高强度身体活动的时间无关。为了改善身体功能，临床医生应鼓励膝关节骨关节炎成年患者减少久坐的时间，并协助制定"以人为中心"的策略，增加每周中等强度的身体活动。这可能包括进行有计划的和偶尔的身体活动的建议（表 5.2）。基于公共卫生建议且基于咨询的身体活动可以小幅改善骨关节炎和炎性关节炎患者的身体活动行为[44]，尽管单独针对骨关节炎参与者的亚组分析并没有达到统计学意义。

五、运动锻炼获益的机制

治疗性运动对骨关节炎患者相关疼痛和身体功能障碍有益的作用机制尚不清楚，可能有许多因素发挥了作用（图 5.4）[54]。在膝关节骨关节炎中，有人提出，大腿力量的

表 5.2　骨关节炎患者增加与监测有计划的和偶尔的身动活动的建议，改编自（参考文献内容）[53]

增加运动量	增加强度	监测
• 使用更加主动的运输方式 • 走路替代开车的方式去购物 • 着手开启新的活动、运动或锻炼课程 • 在家里通过视频、网络或手机软件参与训练或锻炼课程 • 参加一个含有身体活动的俱乐部（例如，徒步旅行），或参加一个步行团体 • 遛狗（或是邻居家的狗） • 跟自己的孩子或孙辈在外面玩耍 • 从事园艺活动或种蔬菜 • 用手去洗车或清洁外窗户 • 步行上楼梯，而不是坐电梯或直梯 • 开会的时候站立替代坐着 • 工作中多进行"行走会议"替代坐着 • 坐巴士或地铁时提前一站下车 • 为了能有必要的步行，可以将车停在离目的地远一些的地方 • 打电话时站着 • 看电视过程中，在插播广告间歇站起来走一走 • 在早晨和（或）晚上，进行10～15分钟的步行	• 比平时速度更快的步行 • 通过上下坡替代在平地走路 • 在更具挑战性的平面上行走，例如沙子柔软的海滩或一个有台阶的自然小径 • 步行是携带负重背包 • 更加用力地做清洁或完成家务 • 用步行来替代跳舞、游泳或骑车 • 骑车的速度加快或上坡替代在平地上骑行 • 参加一个单车班 • 开始一个水中有氧课程或其他运动课程 • 打双打网球（或者单打，让难度增大）	• 心率监测（通常存在于智能手表和其他可穿戴设备中） • 可穿戴式活动追踪器用于监测每天的步数、能量消耗、久坐行为和（或）进行中等强度身体活动的时间 • 日历记录计划的身体活动已执行的天数 • 锻炼日记或身体活动日志，记录和跟踪锻炼／活动 • 移动应用程序，设置身体活动目标，记录和跟踪锻炼／活动过程（例如，我的锻炼信息） • 在电脑或手机上设置闹钟，提醒自己每小时站起来 • 通过 Borg 自我感知运动强度量表监测运动强度目标在3～7为中等强度 • 疼痛数值评定量表用于监测身体活动时的疼痛程度 • "谈话测试"监测强度，在运动中能够舒适地说话但不能唱歌即为中等强度的活动

图 5.4　可能解释运动对骨关节炎患者产生益处的因素

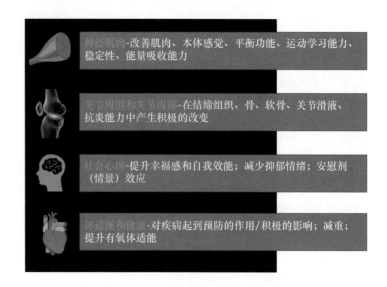

增加、膝关节伸直障碍的减少和本体感觉的改善可能可以解释治疗性运动对骨关节炎症状之间的正向改善促进作用[55]。虽然关于解释运动机制的因果中介研究有限，但有证据表明，膝伸肌力量的增加可改善膝关节骨关节炎患者的身体功能[56-57]。越来越多的证据表明，运动的全身性抗炎作用可能也是一个解释因素[29, 58]。对 18 个月饮食和运动干预所做的分析提示，炎症因子的变化对疼痛的总效应占 15%，对功能的总效应占 29%，与体重指数的变化无关[59]。自我效能的增强（对自我管理的信心）也部分解释了饮食和运动联合干预后观察到的疼痛和功能改善[60]。其他研究表明，体重减轻和心血管健康的提高可以解释肥胖和膝关节疼痛患者通过强化生活方式干预（中-强度的身体活动）后疼痛和功能的改善[61]。运动对情绪和心理的积极作用可能与运动的分散作用、运动后疲劳的改善和（或）内啡肽的释放有关[62]。极低质量的证据表明，在治疗慢性疼痛方面，运动并不比安慰剂更有效，因此治疗性运动的环境效应（例如，临床医生的特点、患者的期望和医患关系[63]）也可能解释了骨关节炎症状的改善[64]。

六、身体活动和治疗性运动的安全性

长期低强度治疗性运动（持续 3 ～ 30 个月）对大多数患有膝关节疼痛和（或）骨关节炎的老年人是安全的[65]。没有研究报告任何与运动相关的严重不良事件。中度不良事件（例如，腹股沟疝、跌倒、足部体重下降、膝关节炎症）的发生率较低，在运动干预参与者中仅有 0 ～ 6% 有报告[65]。轻度不良事件发生于 0 ～ 22% 的运动参与者中（在个体研究中），通常涉及肌肉酸痛和短暂或轻度的关节疼痛增加[65]。与通常认为的身体活动可能加速骨关节炎疾病进展的观点相反，有证据表明，在已有膝关节骨关节炎的患者中，每日多达 10 000 步的活动量不会加速骨关节炎进展[37]，尽管超过 10 000 步 / 天的活动量可能会增加与结构进展相关的风险。即使是膝关节骨关节炎末期的患者，也可以安全行走，而不会加重关节疼痛[66]。最近的一项大型队列研究表明，在 50 岁以上的膝关节骨关节炎患者中，自我选择的跑步与改善膝关节疼痛相关，且在 48 个月期间未加重结构性疾病进展，但关于跑步等高强度运动的安全性证据仍是不确定的[37]。

越来越多的研究探索了运动对膝关节软骨和分子生物标志物的影响，考虑到运动产生的机械负荷，结合细胞生物学和炎症因素，运动可能会改变关节软骨的功能。对于患有膝关节骨关节炎或较高风险的人群，膝关节负重锻炼在 MRI 上似乎不会对关节软骨造成伤害[68]。运动疗法似乎也没有增加与软骨破裂相关的软骨更新和炎症相关的分子生物标志物的浓度[69]。最近的一篇系统综述评估了单次跑步或反复跑步对通过 MRI 测量的下肢软骨形态和成分的影响[70]。虽然跑步似乎对膝关节软骨有一些即刻影响，但这些影响是短暂的（可能反映了自然的流体动力学），有证据表明跑步不会导致新病变的形成。反复跑步未引起足踝软骨厚度或成分的变化。总的来说，包括跑步在内的运动似乎对关节软骨不会造成伤害。

为了识别有运动相关不良心血管事件风险的个体，临床医生应在开出运动计划处方之前对参与者进行筛查[71]。被确定有运动风险的人在进行中等强度运动或增加目前项目的强度之前应获得医疗准许。有些人可能无法安全地参加运动，直到相关的医疗状况稳定下来。帮助临床医生进行筛查的有用工具包括澳大利亚运动和体育科学成人运动前筛查系统（Exercise and Sports Science Australia Adult Pre-Exercise screening System）[72]和美国运动医学学会（American College of Sports Medicine，ACSM）参与前筛查算法[71]。

七、骨关节炎的运动处方和进阶原则

对于骨关节炎患者而言，临床获益所需的治疗性运动的最佳剂量（包括强度）在很大程度上是未知的。虽然低强度和高强度的治疗性运动均可产生临床益处[73]，但当采用适当的生理剂量时，益处可能更大。例如，当根据 ACSM 的力量训练建议为膝关节骨关节炎患者开出治疗性运动处方时，力量增益最大[71]。这项研究还提示，膝伸肌肌力增加不足 30%，就疼痛和功能障碍的变化而言，不太可能有临床益处。另一项荟萃分析表明[74]，当运动剂量达到 ACSM 推荐的心肺适能、肌肉力量和灵活性时，陆上监测的治疗性运动仅能减轻髋关节骨关节炎患者的疼痛。综上所述，研究表明，临床医生在为骨关节炎患者开出治疗性运动处方时，应考虑生理学原则，以最大限度地提高参与运动的临床效益。

ACSM 推荐"FITT-VP"运动处方原则，该原则强调了临床医生在制定运动训练计划时应考虑的各个方面[75-76]。FITT-VP 原则包括：频率（多久做一次运动）、强度（运动有多难）、时间（运动持续多久）、类型（运动模式）、量（运动总量）和进阶（运动计划的进阶）。表 5.3 总结了 FITT-VP 在健康成人心血管、阻力、柔韧性和神经运动方面的原则。遗憾的是，许多关于骨关节炎患者运动干预措施的研究均未达到 ACSM 推荐的剂量，这可能更广泛地反映了临床实践的情况。例如，在评估膝关节骨关节炎抗阻训练的研究中，约有 39% 遵循了 ACSM 指南[71]，以及在评估髋关节骨关节炎有监测的陆上运动的研究中，约有 58% 遵循了 ACSM 指南[74]。在评估膝关节骨关节炎患者有氧运

表 5.3 由美国运动医学学会推荐的运动处方 FITT-VP 原则 [74-75]

	心肺（有氧）运动	抗阻（力量）运动	柔韧性（拉伸）运动	神经（神经肌肉）运动
频率	• ≥3 天 / 周 • 分散锻炼，每周运动 3～5 天可能是达到推荐量的最佳量时间	• 新手：每周至少 2 天 • 有经验的锻炼者：训练量优先于频率；根据每个人喜好选择频率	• ≥2～3 天 / 周（每天逐渐增加关节活动范围）	• ≥2～3 天 / 周
强度	• 中等强度（40%～59%HRR）和（或）高等强度（60%～89%HRR）	• 新手：力量训练使用 1-RM 的 60%～70% 负荷（中等到中等费力强度） • 有经验的练习者：力量训练使用 ≥80% 1-RM 的负荷（费力到非常费力） • 老年人开始进行锻炼：力量训练使用 1-RM 的 40%～50% 负荷（非常轻负荷到轻负荷） • 久坐者开始锻炼：力量训练使用 1-RM 的 40%～50% 负荷（非常轻负荷到轻负荷） • 通过 ≤50% 的 1-RM 的负荷（轻负荷到中等负荷）进行耐力训练 • 老年人提升爆发力使用 1-RM 的 20%～50% 负荷	• 牵拉到感觉紧张感或轻微不舒服的感觉	• 有效强度尚未明确
时间	• 30～60 分钟 / 天（至少 150 分钟 / 周）中等强度或 20～60 分钟 / 天（至少 75 分钟 / 天）高强度或两种强度相结合 • 每天进行一次（连续的）训练或多次训练，每次至少 10 分钟，以积累所需的持续时间	• 没有特定的时长	• 保持静态牵拉 10～30 秒 • 老年人，保持 30～60 秒可以获得更大的益处	• ≥20～30 分钟 / 天

表 5.3 由美国运动医学学会推荐的运动处方 FITT-VP 原则 [74-75] （续）

	心肺（有氧）运动	抗阻（力量）运动	柔韧性（拉伸）运动	神经（神经肌肉）运动
类型	● 规律、有目的性的运动涉及主要肌群，在本质上是连续的或间歇的 ● 关节压力小的活动（例如，步行、骑自行车、游泳、水上运动）可能最适合骨关节炎患者	● 多关节运动影响更多的肌肉群，并针对主动肌和拮抗肌进行锻炼 ● 单关节和核心区的训练也包括在内 ● 不同的运动器械和（或）身体重量可以被利用作为运动负荷	● 柔韧性锻炼可以应用于每个主要肌肉-肌腱结合单元 ● 静态柔韧性练习、动态柔韧性练习、弹性柔韧性练习和本体感觉神经肌肉易化练习（PNF）均有效	● 涉及运动技能的练习（如平衡功能、灵活性、协调性和步态）、本体感觉训练和多层面活动（如太极和瑜伽），推荐针对老年人改善/维持身体功能和减少跌倒风险
量	● ≥ 500 ～ 1000 MET/（min·W） ● 以 ≥ 2000 步/天的速率增加步数，以达到每天 ≥ 7000 步/天是有益的	● 增加力量和爆发力，1 ～ 3 组，每组重复 8 ～ 12 次 ● 老年人、新手练习者练习力量每组重复 10 ～ 15 次为有效 ● 肌肉耐力训练，≤ 2 组，每组重复 15 ～ 20 次	● 每个关节进行 90 秒的不连续柔韧性练习	● 最佳训练量是未知的
进阶	● 通过调整持续时间、频率和（或）强度来逐渐增加运动量，直到达到预期的运动目标（维持）	● 逐渐增加阻力和（或）更多的重复/组和/或增加频率	● 最佳的进阶方法未知	● 最佳的进阶方法未知

1-RM，最大重复一次；HRR，心率储备；MET，代谢当量

动干预措施的研究中，只有 16% 符合全部或大部分 FITT 指南[77]。

骨关节炎患者在运动时出现关节不适是正常的，尤其是在负重运动时。重要的是，疼痛水平应保持在骨关节炎患者可耐受的水平内，并且随着运动而增加的疼痛水平应在 24 小时内恢复至正常（或更低）水平[78]。使用简单的量表（如数字评定量表或视觉模拟量表）监测运动期间的疼痛水平可能会有所帮助（例如：0 表示无疼痛和 10 代表最严重的疼痛）。针对骨关节炎患者的治疗性运动的临床试验通常缺乏关于运动方案的强度如何定制和进阶的信息，这使得在临床环境中复制具有挑战性[79]。对于力量运动，ACSM 建议对最大肌力进行连续测试（例如，1 次最大负荷的百分比），以逐渐增加抗阻训练的强度[75-76]。进阶的另一种方法是选择使最后一次重复难以完成的阻力（例如，8/10 难度，0 等于无负荷，10 等于最大负荷）[43]。对于有氧运动，可以在运动期间测量目标心率（基于个人能力），以确定运动强度并指导运动进阶[75-76]。然而，一种更简单的临床方法是使用主观报告的自觉用力程度[43]，如 Borg 自我感知运动强度量表（Borg Rating of Perceived Exertion Scale）[80]（表 5.4）。"谈话测试"可以是测量中等强度和高强度运动的简单方法。中等强度的运动是指一个人在运动时可以舒服地说话，但不能唱歌，而高强度的运动是指一个人在运动时不停下来呼吸的前提下只能说几个词。可跟踪身体活动（包括每日步数）的可穿戴设备也可用于监测和推进心血管（有氧）运动。

表 5.4 Borg 自我感知运动强度量表[80]。

等级	描述
0	没有什么感觉
0.5	非常非常轻的感觉（刚刚察觉到的程度）
1	非常轻的感觉
2	轻的感觉（一点）
3	中等
4	有一点强
5	强（重）
6	
7	非常强
8	
9	
10	非常非常强（最大限度）

八、克服身体活动和参与锻炼的障碍

骨关节炎患者在参与身体活动和治疗性运动时面临着一系列挑战，而治疗性运动项目的临床益处通常会随着时间的推移而下降，这很可能是由于缺乏依从性造成的。为了实施有针对性的策略来促进运动的参与和持续的依从性，临床医生与他们的患者一起探索个体运动障碍是很重要的。研究表明，在髋关节和膝关节骨关节炎的患者中，**身体活动的障碍**[81]**包括：疼痛和身体活动的限制；身体活动的负面经历、信念和信息；骨关节炎相关的忧虑；顺从的态度；缺乏动力、行为规范、专业支持和相较于其他运动人员的消极的社会联系。相反，促进身体活动的因素**[81]**包括：患者症状和活动的目的指向；积极的运动经历和信念；知识；"坚持下去"的态度；调整并优先安排身体活动；得到健康管理专家和社会支持。**行为改变理论已被用于理解影响骨关节炎患者参与身体活动的因素[82]，强调了跨越身体、个人、社会和环境因素的障碍和促进因素的复杂相互作用（表 5.5）。最大数量的独立障碍和促进因素似乎与环境背景和资源（如与锻炼相关的花费、可获得性、恶劣天气、设备需求）有关[82]。此外，许多障碍与个体对运动"结局信念"有关，凸显了针对骨关节炎知识和对运动益处教育的重要性。研究进一步证实，对膝关节骨关节炎的常见误解会影响患者对非手术、循证治疗（如运动）的接受度[83]。被"诊断"出"骨对骨"变化的人往往会忽视以运动为基础的干预措施，因为他们认为运动可能是有害的。

表 5.6 概述了一系列策略，可以帮助骨关节炎患者克服参与运动时遇到的一些较常见的障碍。行为改变技巧是干预措施中最小的主动组成部分，旨在优化患者的健康行

表 5.5 运动参与的障碍和促进因素的例子[43]**，通过定性证据整合和映射到理论框架**[82]

领域	障碍的例子	促进因素的例子
1. 知识	缺少关于疾病的知识 / 教育	接受关于骨关节炎的教育课程
2. 技能		更高的身体素质
3. 社会 / 专业特性	自我感觉 "不活跃"	感到为研究做贡献可以长期造福他人
4. 关于能力的信念	相信由于功能缺失而造成的限制	自我报告身体活动限制水平较低
5. 乐观主义	关于膝关节骨关节炎的宿命论	积极的运动态度
6. 对于结果的信念	关于疾病的信念	感知到运动的益处
7. 强化物	缺乏运动的改善结果	此前积极的个人锻炼经历
8. 意愿	缺乏动力	对理疗师信赖
9. 目标	只设定短期目标	既设定短期目标，也设定长期目标
10. 记忆、注意力和决策过程	健忘	好的睡眠质量
11. 环境背景和资源	使用助行器	使用线上程序
12. 社会影响	有家庭责任	较低的社会压力
13. 情感	焦虑	通过运动改善抑郁
14. 行为调控		在自己设定的时间按照自己的节奏进行锻炼

表 5.6　对于骨关节炎患者克服参与治疗性运动障碍可能有用的策略[84]

障碍	需要考虑的策略
不充足的时间	确定个人每周例行工作中可用的时间。试着在一周中找出 3×30 分钟的时间段，或者是更频繁的、持续时间更短的时间段。把锻炼时间记在每天的日历上
	鼓励将锻炼融入日常生活。例如，走路上班或去商店，走楼梯而不是乘电梯，遛狗，边看电视新闻边锻炼等
	推荐一些时间效率高、不需要设置复杂设备的运动。针对家庭或工作为基础的锻炼计划，而不是那些需要额外的旅程去健身房或预定的课程
缺少动力	鼓励个人提前一周制定锻炼计划，并在每周的时间表中为锻炼做"预约"。把"锻炼预约"写在日记本或日历上
	讨论锻炼的好处，设定对个人有意义的短期和长期以人为本的目标
	鼓励患者与朋友和（或）家人讨论锻炼的重要性。鼓励与朋友和（或）家人一起锻炼
	建议参加一个锻炼小组或班级。在社区内提供合适的团体课程
获得运动的设备、交通工具的机会有限	建议不需要前往专门的有设备的场所或允许患者参与锻炼。考虑在家锻炼，可以利用身体自重作为负荷抗阻练习，或开具有氧运动的处方，比如散步项目
	在当地社区找到既便宜又方便的设施（比如关节炎锻炼小组、步行小组、当地游泳池）。提供访问这些服务的信息和联系方式
不佳的天气状况	在户外运动时，为应对炎热 / 寒冷 / 潮湿的天气，应与个体事先预料和计划好如何修改或重新安排运动计划
	无论天气状况如何，提供一系列可能的运动选择（例如，室内自行车、水中有氧运动、室内游泳、家庭力量训练）
感到运动无效或会加重骨关节炎	用一种外行人也容易懂的语言，运用科学证据，开展有关锻炼益处的教育
	提供教育支持材料（网站、书面讲义、在线视频），描述运动对骨关节炎的好处。鼓励使用可信来源提供的信息，如"全国关节炎倡导"和（或）"运动组织"
	提供量身定制的运动建议，包括具体的个人运动指导和剂量，而不是泛泛的运动建议
	考虑在健康专家（如物理治疗师或运动生理学家）的监督下转诊并开始运动
缺少娱乐性	讨论首选的运动方案和以前的运动经验。根据个人喜好和过去成功的锻炼策略来调整锻炼计划
	定期改变锻炼计划以减轻厌倦程度。就锻炼进阶原则向个人提供建议，并授权他们在可能的情况下独立改变计划
	锻炼时听音乐、播客或有声读物，或者看电视
	讨论奖励制度，个人定期奖励自己正在进行的锻炼和（或）达到预定的锻炼目标

表 5.6　对于骨关节炎患者克服参与治疗性运动障碍可能有用的策略[84]（续）

障碍	需要考虑的策略
其他健康问题	调整锻炼计划，考虑其他合并症的影响，而不是使用通用的锻炼建议
	确保其他医疗条件得到充分和适当的管理
	考虑是否需要其他健康专家（如全科医生）的医学检查才能安全地开始运动，或者是否应该在运动专家（如物理治疗师或运动生理学家）的监督下开始运动
健忘	讨论有助于记住锻炼的策略。例如，家里到处都是提示卡；在日历或日记本上安排锻炼；通过电子邮件提醒或智能手机/电脑闹钟设置提醒；或者在显眼的地方放置锻炼说明
能量不足	讨论有规律的锻炼如何在长期内增加能量。虽然一个人最初可能会感到疲倦，但持续的锻炼通常会增加能量水平。讨论感觉疲劳的恶性循环，导致身体活动减少，导致感觉更累
	睡眠质量也会影响疲劳的感觉和能量水平，所以改善睡眠也会减少疲劳。考虑提供一些关于"睡眠卫生"的建议，以增加晚上睡个好觉的机会
运动会加重关节疼痛	进行全面的身体评估，以确定加重疼痛的身体姿势、动作和活动，并利用这些信息来制定锻炼计划
	一开始可以考虑有监督的锻炼，由个人和临床医生定期监测疼痛的变化。考虑使用一个简单的疼痛量表来监测运动过程中的疼痛，并确保疼痛不会增加到无法忍受或不安全的程度
	安慰患者，骨关节炎患者在运动时会经常感到疼痛，这是正常和安全的。解释疼痛并不意味着运动伤害关节
	及时修改运动计划，取消任何过度增加疼痛的运动或调整运动量。教患者如何修改锻炼计划，以防突然发作
	较短的运动时间和较高的运动频率可能是合适的
	考虑在水中锻炼替代陆上锻炼
对运动能力缺乏信心	在运动的早期阶段，考虑转诊给运动专家（例如，物理治疗师或运动生理学家）
	有监督的锻炼课程，无论是单独的还是小组的，替代无监督的锻炼
	提供明确的运动指导。这些形式可以是打印的带有图表/照片的锻炼讲义、视频剪辑、带有锻炼指导的移动应用程序，或者个人在智能手机上拍摄的锻炼照片/视频
	确保有足够的时间演示练习，并观察每个人自己完成练习，以确保技术正确并提供反馈
	可能需要更有规律的监测，特别是当锻炼计划正在进行或运动量增加时

为。对行为改变技术的系统综述[85]表明"行为契约""非特异性奖励""患者主导的目标设定"（关于行为）、"行为自我监控"和"社会支持"似乎是促进下肢骨关节炎患者坚持身体活动最有效的方法。其他针对持续性肌肉骨骼疼痛患者的研究[86-87]表明，目标设定、社会支持、运动表现指导、运动示范、练习/排练、反馈和监控对老年人坚持运动有积极影响。

医疗卫生人员的支持对于帮助骨关节炎患者参与并坚持身体活动和治疗性运动尤为重要。物理治疗师似乎对运动行为有显著的积极影响[81]，医生对运动的建议也是一个重要的促进因素，而医生关于运动的模糊、无或相互矛盾的信息成为患者参与运动的障碍[81]。骨关节炎患者重视来自医疗卫生人员的运动指导、教育和鼓励，以及对运动表现的监督，以确保正确的运动技术并保持动力。包含临床医生的强有力而积极的治疗联盟已被证明可以改善治疗的疼痛结果，其中包括针对慢性肌肉骨骼疼痛患者的身体活动和治疗性运动[88]。对目标和任务的一致意见、清晰的沟通、联系感、积极的反馈、真正的兴趣、个性化治疗计划、对临床医师的信任以及感觉到力量似乎与促进锻炼依从性特别相关[89]。不幸的是，不是所有的医生都有能力向骨关节炎患者提供循证运动照护。据报道，临床医生在管理骨关节炎方面"准备不足"，缺乏关于推荐做法和（或）如何将建议实施到日常照护中的知识，尤其缺乏支持患者改变生活方式的技能，包括运动[90-92]。

九、为骨关节炎患者提供身体活动和锻炼的便利服务和支持

多种模式可用于提供锻炼计划，包括个人、团体、家庭或组合模式，这些不同的提供模式对疼痛和功能的益处似乎是相似的[42]。对于刚开始运动的患者，转诊给运动专家，如物理治疗师或运动生理学家可能是合适的，这样临床医生就可以开出个性化的处方，并根据反应和表现调整运动的水平和类型。此外，有证据表明，运动时更多的监督可能会增加膝关节骨关节炎运动的疼痛缓解效果，至少对于有氧运动是适用的[45]。有监督的团体锻炼项目的优点是，与个性化照护相比，成本更低，而且结合了社会互动，这可能有助于坚持锻炼。有许多正式的基于证据的髋关节骨关节炎和膝关节骨关节炎管理计划包括教育和团体锻炼计划，并在不同的国家提供。这些包括"ESCAPE-pain"[93]"Better Management of Patients with Osteoarthritis（BOA）"[94]"Good Life with osteoarthritis：Denmark（GLA：D）[95]" 和 "Active with OsteoArthritis（Aktiv A）"[96]。临床医生也可以远程提供锻炼，这可以改善人们（特别是那些生活在农村地区的人）获得锻炼的机会。例如，一项临床试验评估了物理治疗师对膝关节骨关节炎运动疗法的视频会议咨询，结果表明，视频会议在改善疼痛和功能方面是有效的、安全的，并且能被广泛接受[97-98]。

对于临床医生来说，了解不同的服务和支持是很有帮助的，这些服务和支持可以帮助骨关节炎患者进行身体活动和锻炼。由非医疗专业人员提供的基于社区的锻炼和身体

活动计划，包括步行小组、健身房／休闲中心的课程和个人训练，可能是骨关节炎患者的选择。许多关节炎消费者组织也在社区设施中提供团体运动项目，通常由训练有素的非专业人员领导。

技术强化锻炼策略可能对一些患者有用，并且更加容易获得。已有一些文献介绍了一些基于互联网的膝关节骨关节炎和髋关节骨关节炎的家庭锻炼项目[99-102]。最近的一项随机对照试验显示，一项为期 6 个月的免费线上自我指导力量锻炼和身体活动计划（www.mykneeexercise.org.au）与在线教育相比，使膝关节骨关节炎患者的疼痛和功能得到了改善[99]。一种针对髋／膝关节骨关节炎患者的数字化、结构化和个体化的治疗方案，包括神经肌肉锻炼（Joint Academy www.jointacademy.com），在一项非对照队列研究中改善了患者的疼痛和功能[99]。经过充分研究的 ESCAPE-pain 项目也可以通过网页版本或应用程序获得，为用户提供为期 6 周的 12 次结构化的教育和锻炼项目（https：//escape-pain.org/support-tools/support-homepage）。终生健康体重计划（Healthy Weight for Life）是澳大利亚的一个项目，其中包括一个远程递送的 18 周饮食和运动计划[102]（https：//healthyweightforlife.com.au/osteoarthritis-hwfl/）。一项荟萃分析表明，与不采取或采取其他干预措施相比，电子健康支持家庭运动干预措施在对膝关节骨关节炎的照护中减轻了患者的疼痛，改善了身体功能，并提高了健康相关生活质量，但改善幅度较小，可能没有临床意义[103]。依从性低被认为是限制某些电子医疗干预措施有效性的可能因素。

增加家庭锻炼的依从性

有一些证据表明，与传统的纸笔讲义相比，临床医生使用基于网络的锻炼计划系统更能提高患有肌肉骨骼疾病的患者对家庭锻炼的依从性[104-105]。特别是对于患有膝关节炎的人，行为改变短信也被发现能在 6 个月的时间里提高他们对家庭强化计划的依从性（现在有一个免费的应用程序"我的锻炼信息（My Exercise Messages）"谷歌应用商店和苹果软件商店提供）。相比之下，基于计算机的电话咨询对 2 年以上的长期依从性没有影响[107]。系统综述和荟萃分析表明，基于消费者的可穿戴设备[108]和基于智能手机的干预措施（包括应用程序和短信[109]）增加了成年人的每日步数和身体活动量。

十、骨关节炎患者的活动节奏和行为分级活动

患有慢性疼痛和疲劳的人经常会"过度"或把自己逼得太紧。这可能导致更严重的症状或疼痛发作，迫使患者长时间休息（图 5.5）。这种活动过度–活动不足的循环，在高活动水平和低活动水平之间有很大的波动，可能会产生负面后果，包括症状加重、害怕运动、焦虑，并最终导致回避身体活动。活动节奏是一种行为策略，旨在实现活动和休息之间的平衡，使骨关节炎患者能够进行有价值和必要的活动，包括职业任务。

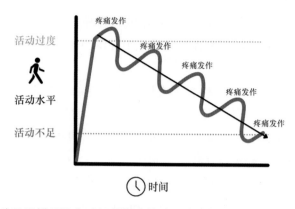

图5.5 活动过度-活动不足循环随着时间的推移导致活动减少。*Adapted from https：//aci.health.nsw. gov.au/chronic-pain/braininjury/fatigue/boom-and-bust.*

它包括教会人们意识到活动对当前症状的影响，为有价值的活动保存能量，以及在症状恶化之前设定活动配额，并安排休息。它采用的是时间改变的方法，而不是症状改变的方法（图5.6）。当下针对慢性疼痛患者有限的研究支持提供有节奏的干预以减少疲劳的干扰，降低关节僵硬，以及降低身体活动的变化性，但是并不支持学习的节奏能够降低疼痛的严重性[110]。针对骨关节炎人群的一个小规模随机对照试验发现，个性化定制活动节奏的干预比一般性的活动节奏更加有效[111-112]。患者学习活动节奏的资源可以在此网站查阅 https：//aci.health.nsw.gov.au/chronic-pain/brain-injury/fatigue/boom-and-bust。

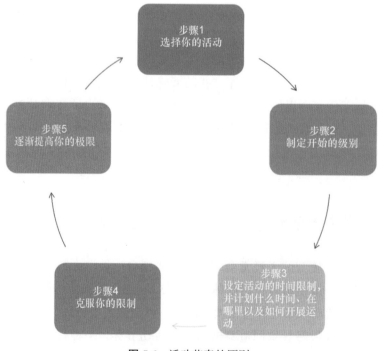

图5.6 活动节奏的原则

行为分级活动是一种相关的治疗方法，使用操作性条件反射的原则，可以帮助克服疼痛这种身体活动障碍。在这种方法中，为了实现与日常生活或职业相关的个人功能目标，使用个体定制的预设配额，以时间为条件逐渐增加活动量[113]。荷兰的一项集群随机对照试验评估了物理治疗师为髋/膝关节骨关节炎患者提供的行为分级活动计划的效果[114]，结果显示，与常规运动照护相比，行为分级活动产生了更好的运动依从性和更多的身体活动，并且在髋关节骨关节炎患者中，关节置换手术的发生减少，但在疼痛和功能结局方面没有差异[114-116]。为了增加获取途径和覆盖面，研究人员将该项目转化为一个自我指导的线上项目（Join2Move），虽然与等待名单（对照组）相比，患者的功能和身体活动有所改善，但参与该项目的人数相对较少[117]。随后，研究人员发现，将线上项目和面对面物理治疗咨询相结合的混合疗法，与单纯面对面物理治疗相比，在疼痛和功能方面产生了相似的益处，但咨询次数更少[118]。

参考文献请扫描书末二维码

第六章

体重控制

Marius Henriksen | Zhaoli Dai

何凌骁　译　王蕴琦　校

临床实践要点和证据总结

- 限制卡路里摄入是实现有效减重的最佳方法。
- 团体减重计划最有助于提高依从性和动力。
- 大幅和快速的减重可以使减重效果更持久。

- 专业支持可以增加初期减重和后续体重控制的成功概率。
- 单纯依靠运动和身体活动并不能达到最佳的减肥效果，但它们可以成为增加卡路里消耗，改善整体健康，提高幸福感并防止肌肉和骨质流失的一种方式。

一、目标

- 增进对体重管理方面的知识和理解，以达到减轻症状、增强功能、减缓骨关节炎进展的目的。
- 介绍一系列体重管理策略供骨关节炎患者减重使用，其中包括调整饮食，寻求专业服务，通过个人或社区活动提升身体活动水平。
- 提出可持续的、以人为中心的体重控制策略。

二、概述

体重控制是改善骨关节炎（特别是膝/髋关节骨关节炎）疼痛和身体功能最有效的非药物方法之一。本章总结了现有减重策略治疗骨关节炎的最佳证据，重点讨论了适用于骨关节炎患者减重和维持体重的饮食方法以及它们各自的优缺点。我们强调体重管理应该以人为中心并提供成功减重的策略。最后，我们为医疗卫生人员提供指导，以在患者层面、医生层面以及双方互动层面克服减重障碍。

三、体重控制对骨关节炎疼痛管理和骨关节炎病情发展的影响

随着人口老龄化和超重、肥胖患病率的增加，骨关节炎作为一种常见的肌肉骨骼性疾病和主要致残原因，已成为一种全球性的疾病负担[1]。尽管疼痛和活动能力受限是骨关节炎的主要症状，但诸如睡眠障碍、疲劳和抑郁[2]等与肥胖相关的其他问题也很普遍[2]。此外，骨关节炎的病理生理学和超重共同增加了与心脏病、糖尿病和精神健康问题相关的发病率和死亡率的风险[3]。这一证据强调了针对骨关节炎患者预防和管理超重的有效方案的重要性。

（一）超重或肥胖是骨关节炎的一个重要危险因素

无论从结构上还是从症状上来看，肥胖都被广泛认为是骨关节炎发生发展的致病危险因素。荟萃分析表明，超重和肥胖可以增加 2～4 倍的膝关节骨关节炎发病风险[4]。超重或肥胖也增加包括手部关节和髋关节在内的其他关节发生骨关节炎的风险。这种超重或肥胖与骨关节炎的关联在膝关节骨关节炎中尤为明显，超重［体质指数（BMI）：25～29.9 kg/m^2］可以增加 2 倍膝关节骨关节炎发病风险，Ⅰ度肥胖（BMI：30.0～34.9 kg/m^2）可增加 3 倍发病风险，Ⅱ度肥胖（BMI：35～39.9 kg/m^2）可增加 4.7 倍发病风险[5]。其他研究表明，BMI 每增加 5 个单位，X 线和临床确诊的膝关节和髋关节骨关节炎风险将分别增加 35% 和 11%，但手部关节骨关节炎的风险较小。然而，BMI 与所有部位的临床和 X 线诊断的骨关节炎风险呈正相关[6-8]。总之，当前的发现为证实超重 / 肥胖与骨关节炎风险之间存在强烈关联提供了有力的证据。

（二）体重对骨关节炎发生和发展的影响机制

体重通过多种机制促进骨关节炎的发展。最普遍的观点是增加负重关节的生物力学负载会影响软骨体积并导致骨髓损伤。肥胖还可以提高血清和各关节组织中的促炎细胞因子和脂联素的浓度，这些细胞因子本身可能加速病情发展[9]，这可由肥胖、C 反应蛋白（C-reactive protein，CRP）和骨关节炎疼痛（译者注：三项为并列关系）之间的关系证实[10-13]。

此外，肥胖导致的血脂异常、炎症和脂联素也与骨关节炎有关。脂联素的产生能进一步引起全身性轻度炎症，促进所有关节骨关节炎的发展[14-15]。然而，需要注意的是，并非所有肥胖者都会发生膝关节骨关节炎，同时并非所有的膝关节骨关节炎患者都是肥胖的[16]。因此，膝关节骨关节炎、肥胖、生化、内分泌与生物力学因素之间的关系非常复杂。

如上所述，尽管在非负重关节（如手部关节）中关节负荷与骨关节炎之间没有直观的关联，但一系列证据表明肥胖与手部关节骨关节炎也具有相关性[17-18]。这种关系表明非机械性机制也会在骨关节炎发展中起作用。例如，炎症细胞因子和脂联素（由脂肪组织分泌的细胞因子）可能参与其中。瘦素长期被认为与骨关节炎的发病机制有关，属于肥胖的一种非机械效应机制[19]。事实上，有数据表明，肥胖与骨关节炎之间的相当一

部分关联性可能是由于瘦素水平升高所致[20]。膝关节内的髌下脂肪垫是一块位于膝关节内的脂肪组织，它可能通过局部分泌细胞因子和脂联素，导致膝关节骨关节炎内出现一些病理生理学变化[21]。肥胖伴膝关节骨关节炎患者的髌下脂肪垫灌注（一种潜在的炎症标准）增加将提示存在局部炎症活动[22]。随着时间的推移，肌肉质量和力量的减少也可能促进肥胖患者骨关节炎的发生。虽然脂肪与肌肉质量会随体重的增加而增加，但肌肉质量依旧会处于较低水平，无法满足其承受的负荷需求[23]。

也有证据表明，骨关节炎的发生与关节组织释放许多促炎介质相关，如白细胞介素（interleukin，IL）-1β、环氧酶（cyclooxygenase，COX）-2、前列腺素（prostaglandin，PG）E2、基质金属蛋白酶（matrix metalloproteinase，MMP）-2、MMP-3、IL-6、MMP-9、MMP-13、核因子κB受体激活剂配体（receptor activator of nuclear factor-kappaB ligand，RANKL）、成纤维细胞生长因子（fibroblast growth factor，FGF）-2、IL-8（36-39）和脂联素[21]。此外，促炎细胞因子，如IL-6和CRP，可以预测关节炎的发病[24]和进展[25-26]。另一个值得注意的方面是肥胖和骨关节炎与代谢异常（如高胰岛素血症和其他心血管代谢缺陷）的关联。Vincent等的研究概述了肥胖与骨关节炎相关的潜在且多样的机制[23]（图6.1）。

（三）减重对骨关节炎的益处

减重可以改善骨关节炎患者的疼痛和功能状态，被认为是骨关节炎最有效的非药物治疗方案之一[27]。包括美国风湿病学会指南和骨关节炎国际研究学会（骨关节炎RSI）指南在内的多项临床指南强烈建议应对膝关节和（或）髋关节骨关节炎超重或肥胖患者进行减重[27]。这些建议是基于减重与骨关节炎患者症状或功能改善之间的剂量反应关系以及临床上针对骨关节炎治疗取得的具有重大意义的结果而提出的[28-30]。

大量证据显示，减重有益健康。减重程度越大，骨关节炎进展和症状管理的效果越好[31]。例如，一项系统综述显示，5%～10%的体重减轻可以显著改善肥胖成年人（平均BMI 33.6～36.4 kg/m^2）轻度至中度膝关节骨关节炎的疼痛（效应量0.33）、自我报告的功能障碍（效应量0.42）和生活质量（身体方面）（效应量0.39）[32]。一些研究表明，减重与骨关节炎症状改善之间存在剂量-反应关系[28, 30]，但相关证据并不明确[28, 30]。在超重或肥胖人群中，关于减重对影响骨关节炎发生结构病理学改变的证据也并不十分清晰[33]。

（四）减重的其他益处

除了膝关节骨关节炎特有的益处外，减重还有许多其他健康收益，其中包括调节心血管功能、减少药物使用和改善生活质量[34]。Rueda-Clausen等的综述指出，减重可以在心血管代谢疾病、骨关节炎、癌症、精神健康问题和其他疾病方面带来广泛且长期的益处并可以降低死亡率，改善生活质量[35]。如上所述，肥胖伴随着代谢综合征和炎症细胞因子的发生，是影响骨关节炎的病理机制的一部分。因此，改善代谢健康可能反过来减轻骨关节炎的进一步发展，从而缓解症状和（或）结构损伤。此外，抑郁[36-37]和睡眠质量[38]

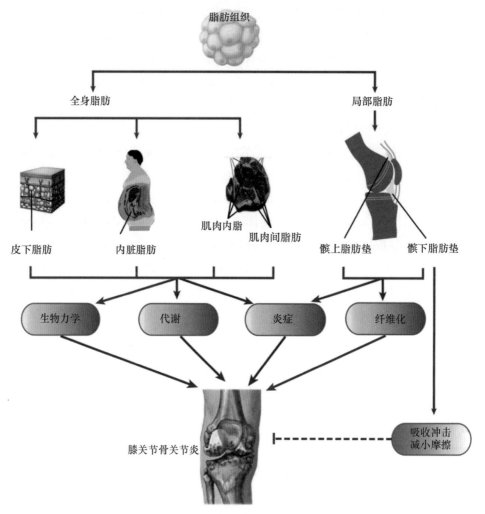

图 6.1　体重增加对骨关节炎发展的影响机制（*Adapted from Chang et al. Osteoarthritis and Cartilage. Volume 26，Issue 7，2018.*）

随着骨关节炎严重程度的增加而增加。例如，减重干预对抑郁有积极影响[37]。对于睡眠呼吸暂停，减重的效果似乎更加明显。无论是通过改变生活方式（如饮食和运动）还是接受减重手术，几项临床试验都证实减重可以缓解阻塞性睡眠呼吸暂停的严重程度[39-40]。

　　此外，持续的体重减轻与更大的临床益处有关，其中包括降低女性患癌症的风险以及在维持 15% 减重效果的人群中，延缓骨关节炎的发病风险。另一方面，体重反弹者和保持者患焦虑和抑郁的风险增加了 14% 和 25%[41]。因此，这些证据表明减重的健康收益将不仅局限于治疗骨关节炎。

四、饮食与骨关节炎：膳食成分及其对骨关节炎预防和管理的影响概述

　　减重，特别是体重维持，对患者和临床医生来说都是一大挑战[42-43]。其中一个问题

在于，许多临床医生缺乏一定的知识（将与减重相关的生活方式改变纳入日常照护的推荐做法和方法）[42-44]。在下文中，我们将重点介绍相关的有效策略以帮助临床医生增加信心并指导骨关节炎患者实施有效且安全的体重管理。

（一）饮食与减重

实际上，食物的摄入量和品质在超重和肥胖中发挥着至关重要的作用。世界卫生组织[45]和许多国家的饮食指南建议增加全谷物、水果与蔬菜、豆类与坚果以及瘦肉蛋白的摄入量来控制体重和减少肥胖。此外，越来越多的证据表明，健康的饮食可能可以减少慢性肌骨疼痛[46]，其中包括纤维肌痛[47]、类风湿关节炎[48]和痛风[49]。

（二）抗炎饮食

地中海饮食（这种饮食通常包括相对较高比例的橄榄油、豆类、粗粮、水果和蔬菜，中等至高比例的鱼类，但其他肉产品的占比较低，中等比例的乳制品，主要为奶酪和酸奶，以及中等比例的葡萄酒）[50]和抗炎饮食（基于地中海饮食原则）[51]对骨关节炎症状或结构变化的作用证据具有一定的前景。荟萃分析表明，与骨关节炎有关的体重和炎症生物标志物（如 CRP、IL-6 和 IL-1β）变化在统计学上存在显著差异，但对身体功能或疼痛没有显著影响[51]。然而，需要注意的是，当前关于抗炎饮食和骨关节炎的研究较有限，研究之间的异质性较大，因此不能得出明确结论。抗炎饮食本身尚未被证明可以使体重下降，但采用抗炎饮食可能会伴随其他生活方式的改变，这可能会导致体重下降或体重维持（图 6.2）。

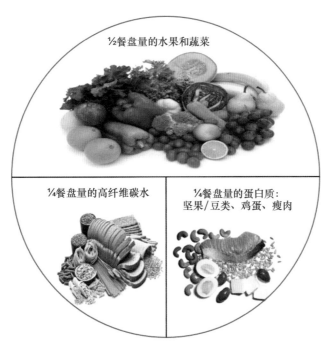

图 6.2　一餐中瘦肉和植物蛋白、高纤维碳水、水果与蔬菜的配比示例

（三）饮食成分

尽管目前抗炎饮食或地中海饮食的疗效还有待进一步确证，但某些单独的膳食成分（如长链脂肪酸和膳食纤维素）已显示出与骨关节炎疼痛或症状有关的健康益处。在一项临床试验中，将高剂量（4.5 g/15 ml）与低剂量（0.45 g/15 ml n-3 多不饱和脂肪酸）的鱼油进行比较，结果显示低剂量组在 18 个月和 24 个月的疼痛和功能评分上优于高剂量组。但是，在 24 个月内，软骨体积和骨髓病变的结构性结果没有差异[52]。此外，一项回顾了 5 个试验的系统综述指出，海洋油脂类补充剂对骨关节炎相关的疼痛没有影响[53]。然而，也有一些证据支持使用 ω-3 脂肪酸，如亚麻油酸（eicosapentaenoic acid，EPA）和二十二碳六烯酸（docosahexaenoic acid，DHA）补充剂，进行管理骨关节炎[54]。

在控制体重、减少炎症和降低症状性膝关节炎的风险方面，2 项观察性研究显示，摄入更多的膳食纤维可以降低症状性膝关节炎和膝关节疼痛的风险，摄入量每增加 5 g/d 可有显著效果。[55-56]。但是，目前尚无随机对照试验测试膳食纤维对骨关节炎疼痛或功能的影响。

基于健康收益、安全性和成本效益，越来越多的证据表明，高纤维饮食或地中海饮食对体重控制和心血管代谢健康有影响[57-58]。因此，这些饮食模式很可能是目前实现减重后长期体重维持的最佳选择，也是长期管理骨关节炎的膳食手段。应当注意的是，这些数据均来自观察性研究，在撰写本章时，精心设计的随机对照试验仍旧缺乏。

（四）膳食代餐和低卡路里饮食

一项针对 8 个随机对照试验的荟萃分析显示，减重的膳食代餐或极低热量的饮食干预（也称为生酮饮食）可以使西安大略和麦克马斯特（WOMAC）骨关节炎指数中的身体功能评分发生显著的临床水平改善[59]。另一项综述也表明，低卡路里饮食和运动以及密集减肥和运动是减少关节疼痛最有效的干预措施并且在 WOMAC 上测得的骨关节炎症状变化具有临床意义[60]。虽然限制卡路里饮食（例如，每天 500 ～ 1000 kcal 的能量赤字）和膳食替代（例如，每天用低卡路里饮食替代两餐）有助于实现比其他饮食方法更快、更显著的体重下降[61]，甚至可以改善骨关节炎的疼痛和关节功能[57, 62]，但长期维持这种饮食方式似乎不太可行。另有研究发现，使用较不激进的长期膳食替代策略可以在 3 年内实现体重的持续下降[58]。

一项涉及 249 个行为减肥计划干预的系统综述和荟萃分析报告显示，与未进行膳食替代的对照组相比，干预组人群的体重有所反弹[63]。此外，干预组的体重反弹速度快于各自的对照组（每年 0.12 ～ 0.32 kg）。然而，两组之间的差异至少维持了 5 年。另外，有经济激励措施或部分膳食替代的方案往往能使体重反弹速度更快，而对于在研究期外提供的方案，体重反弹速度较慢[63]。

近年来，减重药物［如类胰高血糖素样肽 -1（GLP-1）受体激动剂］已被引入治疗 2 型糖尿病和肥胖的治疗。利拉鲁肽（liraglutide）就是这样一种用于慢性体重管理的药物[64]。近期的一项研究基于肥胖成年人，用联合运动和利拉鲁肽、单独运动或单独服用利拉鲁肽三种干预方式进行了 1 年的比较[65]。联合运动和利拉鲁肽组显示出更大的体重下降（三组数据分别为 9.5 kg、4.1 kg 和 6.8 kg）和体脂减少（三组数据分别为 3.9%、1.7% 和 1.9%）并且比单独治疗组出现更少的不良事件。然而，长期使用这种干预措施维持体重的安全性和可持续性仍旧未知，需要更多的数据予以确认[65]。

五、以患者为中心的体重控制策略

（一）我们如何才能最好地帮助骨关节炎患者减重？

减重和体重管理的首要原则是根据热量的消耗减少和控制热量的摄入（图 6.3）。这可以通过多种方式实现，最显而易见的是通过饮食。此外，药物和外科手术（减重手术）也可以导致显著的体重下降。

最有效的饮食策略是低碳水饮食、低脂饮食或组合疗法，包括代餐和支持服务[66]。在膝关节骨关节炎患者中，8 ～ 16 周的完全代餐疗法可以导致显著的体重下降[67-69]。因此，通过代餐方案实现的热量限制似乎是最有效的非药物 / 非手术策略。最近的系统综述显示，团体减重方案比一对一的方案更为有效[70]。采用团体方案的人更有可能减重，并且减轻至少 5% 的体重。团体减重方案也可以更高效地利用减重项目中的资源。

开始或增加身体活动或锻炼本身并不是一种有效的减重工具[66]，但可以提高能量消耗。如果不改变饮食，则需要高强度的体育锻炼（每周 225 ～ 420 min 的高强度训练）来达到减重的目的。同时，有研究表明，体育锻炼对改善包括减重效果维持在内的一系列健康指标至关重要[71]。

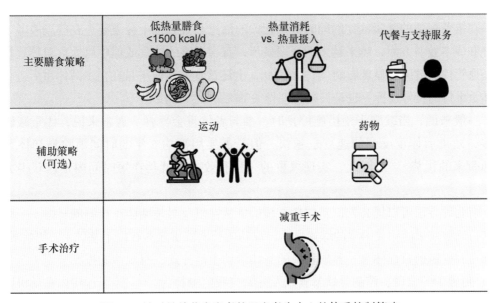

图 6.3　针对骨关节炎患者的以患者为中心的体重控制策略

在膝关节骨关节炎患者中，饮食和运动的组合疗法可以诱导体重减轻（18个月减轻6%）[72]，但程度小于16周内体重减轻10%～12%的全代餐疗法[67-69]。其他干预措施，如身体活动和各种技术（通过智能手机/平板电脑、短信和基于计算机提供的电话、资源和支持），也可以导致体重下降，但体重下降通常少于2 kg[66]。

也有研究涉及其他饮食方式和膳食补充剂，其中包括膳食纤维、乳清蛋白、绿茶、壳聚糖、葡聚糖、钙、黑芝麻提取物和ω-3脂肪酸。仅少数研究报告了体重下降，下降幅度为0.5～4.5 kg[66]。很少有研究探讨在日常环境下提供的行为减重方案的效果。这些研究表明，社区提供的商业性干预措施可以有效减轻体重而在初级保健中提供的干预措施仅能产生很小的、无临床意义的效果[73]。

近年来，诸如GLP-1受体激动剂［如利拉鲁肽和瑞格列肽（Semaglutide）］等有效的药物已被引入。其生理效应是多方面的，包括抑制胃排空、胃酸分泌和胃蠕动，从而降低食欲并有效地减轻体重[74-76]。一项基于膝关节骨关节炎患者的研究表明，GLP-1可以在52周内维持最初由低热量饮食诱导的体重减轻[69]。此外，当运动与药物相结合时，体重减轻的效果会得到增强[65]。

最后，对某些人来说，减重手术也是一个可选择的方案。这类手术在各国的适应证有所不同，需要专科医生进行评估。减重手术应被视为应对由于体重过重导致的严重健康问题的最后手段。有些手术侧重限制个人食量，另一些手术侧重抑制机体对营养的吸收功能，还有部分手术同时具备这两种效果。

（二）如何维持减重效果?

尽管坚持全代餐策略可能既麻烦又困难，但大多数现有产品都包含必需的基础营养素，因此如果适当使用这些产品也将是安全的。严格遵循全代餐饮食将有利于快速且显著地减轻体重。其缺点是如果个人回归到减重前的习惯饮食，体重可能会重新增加。因此，在推荐合适的健康饮食的同时提供相关的信息和宣教也十分重要。在健康收益、安全性和成本效益方面，越来越多的证据显示，富含纤维的饮食或地中海饮食对体重控制和心血管代谢健康有显著影响[57-58]。因此，上述饮食方式似乎是在初步减体重后进行长期体重维持的良好选择，也是长期管理骨关节炎的饮食手段。

一般来说，当减肥干预措施停止时，参与者体重会反弹。通常来说，体重减轻得越多，减重后体重反弹的速度也越快，但是需要用平均5年的时间消除最初体重降低而带来的优势[63]。因此，实现减重的一种有效方案就是在短时间内迅速获得大量的减重。

有几种方法可以提高人们对饮食干预的依从性以及对长期体重控制的坚持。一篇关于维持减重效果的相关因素的综述显示，成功的长期减重建立在以下基础上：初始减重、达到自我确定的目标体重、养成积极的身体活动生活方式、有规律的进餐节奏（包括早餐）、更健康的饮食、控制暴饮暴食以及开始自我监测行为[43]。除了这些内在动机因素之外，其他重要因素还包括社会支持、应对策略、处理生活压力的能力，对生活的掌控力以及心理的稳定性[43]。在团体减重方案中，患者与治疗师接触的频率似乎是减重的关键因素。无论是通过参加维持体重的课程[58, 70]还是通过电话、信件或电子邮件保持联系，持续的接触都是有效的。

（三）安全考虑

随着脂肪质量的减少，瘦体重占总体重的比例会增加。尽管快速且较大强度的卡路里限制饮食策略可能导致绝对瘦体重的丢失[77]，但总体来说，这种策略还是有一定的益处的。同时，瘦体重的丢失可以通过增加身体活动或运动锻炼来扭转。体重减轻也可能导致骨量减少和骨折风险增加[78]。然而，关于运动是否能改善上述问题的研究目前仍不明了。当前的结论是，体重减轻导致的骨量减少可能通过运动得到缓解[79]。

肥胖可能与心理健康问题有关，这可能是开展有效和可持续减重的重大障碍。许多人有一种"全或无"的思维方式，即使是对原先计划的微小偏差也会带来挫败感，导致整个计划终止。这样的"全或无"的思维者可能会受益于额外的支持和提醒，即偶尔轻微偏离计划也是可以被接受的并且可能不会阻碍长期目标的实现。严重的心理健康问题可能比超重问题更加紧迫，应由专家评估和管理。

一个最重要的问题是体重减轻对既肥胖又衰弱的人的影响。体重减轻可能通过加速与增龄相关的瘦体重的丢失而加剧衰弱进程，导致肌少症的发生[80-81]。幸运的是，在减重的同时配合运动可以改善肥胖老年人的衰弱状态[82]。此外，对于那些衰弱的人来说，减肥时需要关注营养方面以确保摄入足量的必需的营养物质（例如矿物质、维生素、蛋白质）。

互联网上充斥着大量减肥方案——其中大多数是营利性的，而且很少是基于确凿的证据。因此，初期的专业指导对于确保以最有效、最适当和最安全的方式减重至关重要。基于团体的干预提供了社会支持框架，以确保个人对饮食干预的依从性。来自营养师的持续支持也有助于维持体重、制定持续目标和提升依从性[58]。定期的激励也有助于实现长期的体重维持目标，但激励期之间的体重增加（也被称为"溜溜球效应"或体重循环）很可能会产生不良后果。尽管当前证据尚不明确，但是溜溜球效应被认为是不健康的。身体活动和运动习惯也难以保持，个人一旦达到最初的减重目标，就应该更加专注于这些运动的维持。

总之，基于团体的旨在显著控制卡路里摄入量的饮食策略是减重的最佳选择，根据以往经验，大幅且快速的减重可以更好地维持减重效果。营养师或营养学家的专业支持更能保障初始减肥目标的达成和后续体重的维持。运动和日常身体活动不应被视为减重的唯一手段，我们应将其视为增加卡路里消耗，对抗肌肉质量和骨矿丢失，提升整体健康的辅助手段。

六、骨关节炎患者实施体重控制的障碍

（一）减重的综合因素

减重，无论是初始的快速减重还是长期的体重维持，都是一个复杂的过程，而后者对于专业医务人员来说仍然是一个重大挑战。一篇文献综述已经罗列了诸多与减重和体重维持密切相关的因素，**其中包括初始减重量、目标体重设定、身体活动、健康饮食、过度饮食的控制以及自我监控的行为**[43]。此外，医务工作者和超重或肥胖人群都需清楚，包括限制卡路里摄入和增加身体活动的环境因素是控制体重的根本方法[42]。医务工作者和超重或肥胖人群还应知道诸如遗传、激素、热量产生和神经因素等生物机制能共同在削弱减重效果以及增加体重反弹中发挥作用（图 6.4）。了解上述信息将有助于减少体重维持过程中的挫败感。重要的是，临床医生和患者需要在监测、沟通和减重目标调整过程中密切合作，以达到理想的减重效果[42]。

其次，了解体重控制过程中的障碍对于持续减重乃至骨关节炎管理至关重要。在患者层

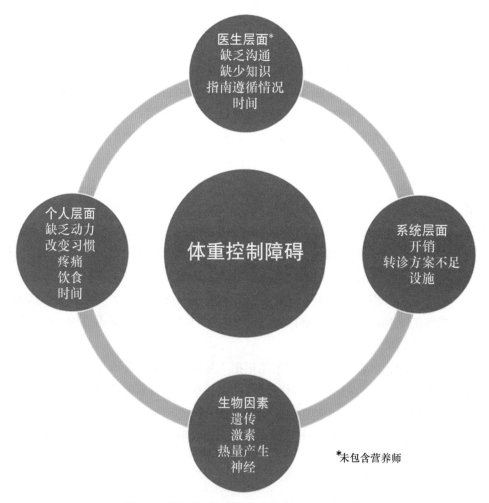

图 6.4　骨关节炎患者的体重控制障碍相关因素

面，由于疼痛及相关症状，骨关节炎患者通常缺乏改变饮食和身体活动等生活方式的动力[83-84]。对于临床医生来说，潜在的障碍可能包括缺乏开展有效减重策略的时间、能力或技能[85-86]。

研究表明，大多数骨关节炎患者都与他们的医生讨论过关于体重或体重管理的问题[87]。在此，我们总结了文献中提及的减重过程中的常见障碍并提出了应对策略。这一部分旨在为临床医生提供一个可供采纳和调整的想法或策略。值得注意的是，具体策略应以个体为中心，实施方案因人而异。

（二）患者层面

1.缺乏减重或改变生活习惯的动力

有研究发现，内在动力不足是减重的最大障碍，该研究中有89%的受试者都存在此问题[83]。另一项定性研究也指出，缺乏改变生活方式的动力是膝关节骨关节炎患者中普遍存在的情况[88]。一项针对医生和患者的调查也显示，患者动力和依从性的缺失是肥胖治疗与管理面临的最大障碍[87]。

2.疼痛是减重和运动的一大障碍

在上述提及的相同的定性研究中，膝关节疼痛被认为是影响减重的第二障碍[83]。此外，骨关节炎患者也同样表示出对疼痛的恐惧并会根据疼痛状况调整自身的身体活动水平[89]。

3.健康饮食

此外，许多患者表示他们希望将健康饮食作为减重的主要策略，以达到管理骨关节炎的目的[83]。在另一项研究中，膝关节骨关节炎患者对药物治疗表现出了负面评价[88]。然而，许多医生认为让患者进行运动和饮食等生活方式的调整是难以实现，因为其中涉及食物替代的成本、饮食环境、家庭获得健康食品和运动设施所需考虑的距离等因素。

（三）医生层面

1.缺乏与医疗卫生人员的足够沟通

在一些研究中发现，患者与医生之间缺乏关于病程和治疗方案的沟通[88-89]。例如，许多病人对骨关节炎以及可选的治疗方案都没有太多了解；而且他们通常都从非医疗团队的渠道获取相关信息[89]。在另一项研究中，医生表示缺乏相应的能力和知识去跟患者沟通减重相关的生活方式的改变，同时，骨关节炎患者也表示自己与医护人员缺乏足够的沟通（医疗专业人员沟通不畅）[88]。具体来说，患者提到医疗卫生人员在提供治疗方案的选择、疾病进展以及个性化治疗方案方面的时间显得尤为不足[88]。

2.指南遵循状况

一项在澳大利亚开展的全科实践（初级保健）研究报告显示，临床实践与临床指南推荐之间存在差异。只有 20% 的患者认为他们已经充分理解诊断、治疗方案和预后，33% 的患者以前从未采取过任何非药物管理策略，而此管理策略一直被视为临床实践指南的核心推荐[90]。其他研究也提到，不遵循指南推荐是治疗或管理骨关节炎减重的障碍之一。此外，报告称临床医生对临床指南治疗骨关节炎和肥胖管理的低利用率是有效控制体重的障碍[87]。

在一项更早期的研究中，患者也报道他们在将指南推荐转化为实践时遇到了困难[88]。

（四）缺乏时间（患者和医生）

患者和临床医生都表示缺乏时间来解决和（或）实现减重。例如，临床医生表示由于时间和预约时的议程项目受限，骨关节炎的管理变得非常困难[89]。此外，大多数临床医生报告说，他们在诊断时通过发放传单或推荐网站的方式向患者提供了关于骨关节炎管理的信息，但是，近一半的患者表示他们的医护人员没有为他们提供任何资源[87]。

对骨关节炎患者和临床医生来说，获得可靠的教育和培训资源对于克服这些障碍至关重要。在帮助骨关节炎患者管理体重时，下面的一些策略可能有所帮助。

患者与医护人员之间需要就超重和肥胖问题进行定期的评估与沟通的计划。医护人员应就长期策略和现有治疗方案提供建议，其中包括但不限于饮食和身体活动干预。患者和医护人员首先应达成减肥目标和首选治疗方案的共识。医疗专业人员需要评估个人减肥障碍并根据患者的需求和学习方式提供足够的资源和转诊服务，包括转诊给营养师、物理治疗师、减重手术外科医生或运动专家。及早转诊对增加其他有益的医疗卫生人员至关重要[87]。

为了更有效地将临床指南转化为实践，关于减重项目的全方位信息以及预制材料（如需要时以印刷版提供并定期更新）必须在管理咨询开始时即提供给患者和临床医生。此外，为了增加临床医生的循证知识，也建议开展一些专业教育活动，如包括关于骨关节炎和治疗方案的循证知识的认证课程。另一个建议是创建电子表格来监测和评估减重及骨关节炎结局，以促进患者和临床医生更有效地实施方案并根据个人需求和偏好调整方案内容[91]（图 6.5）。

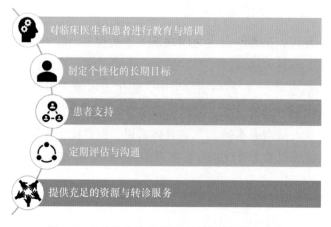

图 6.5 应对骨关节炎患者减重障碍的潜在方案

七、结语

对于同时有骨关节炎和超重的个人来说，减重对于骨关节炎病情和整体健康管理至关重要。大幅且快速的减重似乎是获得体重控制长期收益的最佳策略。低卡路里饮食是实现初期显著和快速减重的最有效的非药物手段，提供基于团体的方案可以增加成功概率。健康饮食（如富含纤维素的饮食或地中海饮食）配合间歇性低卡路里代餐可成为长期维持减重效果的最佳策略。在饮食干预之后或在饮食干预过程中可以考虑引入运动锻炼，以增加热量消耗并预防不必要的瘦体重丢失。肌肉增强运动、低强度有氧运动（如步行或骑自行车）和低强度活动（如太极拳和瑜伽）都是建议的长期管理体重和骨关节炎的辅助运动类型。

医疗卫生人员和患者都应接受减重原理的教育和信息，双方都需要投入时间和精力解决超重问题。转诊给可以提供必要支持和知识的专家和营养师对减重的成功至关重要。

八、一些有用的在线资源

欧洲

https：//www.bda.uk.com/resource/osteoarthritis-diet.html

https：//tdmr-europe.com/（注意：有业界赞助）

美国

https：//www.hopkinsarthritis.org/patient-corner/disease-management/role-of-body-weight-in-osteoarthritis/

亚洲

https：//www.singhealth.com.sg/patient-care/conditions-treatments/osteoarthritis

澳大利亚

https：//www.aihw.gov.au/reports/chronic-musculoskeletal-conditions/osteoarthritis/contents/treatment-management

https：//www.nps.org.au/news/osteoarthritis-an-opportunity-to-promote-weight-loss-with-patients

非洲

https：//www.westerncape.gov.za/general-publication/everything-you-need-know-about-osteoarthritis

九、案例分析

卡特琳娜是一位55岁的肥胖且久坐不动的女性，患有症状性膝关节骨关节炎。

她患有抑郁症、睡眠呼吸暂停和高血压。她的高血压目前通过药物控制良好。她有消化性溃疡病史。

卡特琳娜的一侧膝关节及周围出现疼痛，包括髌股关节疼痛。她对非处方对乙酰氨基酚、非处方非甾体抗炎药或非处方营养补充剂（如硫酸软骨素、氨基葡萄糖）的间歇给药未达到足够的反应。但她从未真正养成这些药物的良好服用规律，而是随意服用。她的X线片显示两侧髌股关节内侧和髌股关节间室都存在骨关节炎。她还有内翻畸形。卡特琳娜的朋友成功接受了膝关节置换手术，她认为她最终也会进行膝关节手术，因此尚未尝试/接受非手术和非药理治疗。她的全科医生推荐她看理疗医生，但她不太感兴趣，因为她年轻时尝试过，没有效果。卡特琳娜已婚，一天中大部分时间在做家务。她每周去室内游泳一次。她喜欢社交，但无法长距离步行（例如，如果她出去吃午饭，她需要把车停在附近）。卡特琳娜连续步行100米就需要坐下休息。她在家里上下楼也有困难，必须使用扶手或进行多次休息。

一天，卡特琳娜去看全科医生时进行了体重指数测量。测量结果为34 kg/m²，这意味着卡特琳娜属于肥胖范围。全科医生和卡特琳娜一致认为减重将有益于健康。全科医生告知卡特琳娜减重也会改善她的膝关节疼痛。卡特琳娜被转诊至营养师处开始减肥方案。

营养师推荐卡特琳娜开始进行密集的减肥方案。这是一个为期2个月的方案，提供完全的膳食替代。卡特琳娜被告知这一方案可能非常困难且具有挑战性，但如果坚持下去，她最终将会获益。膳食替代产品需要费用，但卡特琳娜认为节省下的食物费用可以用于购买这些产品。卡特琳娜的丈夫和孩子支持这一想法并表示会提供帮助，在卡特琳娜进行该方案期间，他们将自己做饭。

一开始，饥饿感以及对糖果和零食（卡特琳以前常在正餐之外吃的）的渴望让卡特琳娜倍感煎熬。但是如果卡特琳娜感到需要支持，她可以打电话给她的营养师。3～4天后，情况开始好转。1周后，卡特琳娜与她的营养师一起参加小组会议，在那里她遇到了与她有着类似情况的其他人。与其他人分享想法和担忧感觉很好。卡特琳娜称重后发现，她已经减轻了1.5 kg。在会议上，营养师还向小组讲解了健康饮食的原理，卡特琳娜意识到她的饮食在过去10年里太不健康了。

在随后的几周里，卡特琳娜基本上能遵循既定方案，她开始感觉好多了。她在夜间睡得更香了，有了更多精力，心情变得也更好了。卡特琳娜每周减少约1.5 kg体重，8周后体重总共减了12 kg。现在她的体重指数是29.6 kg/m²，全科医生也减少了她的高血压用药量。

方案结束后，卡特琳娜感觉好多了。她现在可以在家里上下楼梯而不用担心膝关节疼痛。她可以进行更长时间的散步而无需休息并且开始更频繁地见朋友和家人。卡特琳娜确信减重真的有帮助，她决定尽量避免体重再次增加。

幸运的是，营养师已经教会她如何购买和烹饪更健康的食物。她开始逐渐习惯新的烹饪方式。家人也认为卡特琳娜的新烹饪方式非常美味可口。

3个月后，卡特琳娜到营养师那里复诊。一切进展顺利，她也不再需要减轻体重。营养师和卡特琳娜讨论一番后决定，卡特琳娜只要维持目前的体重就可以了。然而，由于假日即将来临，卡特琳娜还未准备好再进行8周的膳食替代。营养师确保卡特琳娜明白为了维持减重的效果，需要选择适量的、健康的饮食。卡特琳娜已经知道她和家人需要吃更多蔬菜、水果、全麦意大利面、面包、瘦肉和鱼。幸运的是，卡特琳娜和家人发现这些新的饮食实际上非常美味，他们也热衷于解锁新的烹饪方法。

卡特琳娜去看全科医生进行复查并开药，全科医生欣喜地发现卡特琳娜的状况良好。她的睡眠呼吸暂停几乎消失，高血压控制得非常好，膝关节疼痛现在得到了控制——有些日子里，卡特琳娜甚至不会记得她膝关节存在问题。因此，医生和卡特琳娜一致决定膝关节置换手术可以推迟。

卡特琳娜很高兴自己的体重已经减轻——现在唯一的缺点是她需要买新衣服了。

参考文献请扫描书末二维码

第七章

辅助性康复干预

Rebecca Moyer | Howard Hillstrom

苏春涛　译　倪国新　校

　　目的：对骨关节炎患者主要的辅助性康复干预的机制、证据、预期获益、局限性和风险、优势和劣势进行概述。

临床实践要点和证据总结

- 辅助性干预被推荐作为支持骨关节炎核心治疗的补充方法。

- 辅助性干预的推荐不一致，通常是由于缺乏有效性数据或低质量研究结果导致解释具有可变性。

- 有时数据的质量远比数量重要（例

如，在单一受试者设计研究中直接测量膝关节内的接触压力）。

- 辅助性康复干预有效性的证据将受益于更多的随机对照试验（RCT）和荟萃分析。

一、辅助性康复干预概述

　　骨关节炎的拟议机制包括以下方面：①滑膜关节内组织上的过度机械应力；②炎症反应；③滑膜组织的酶分解；④肠道微生物。滑膜关节内的所有组织都涉及宏观力学和微观力学（即，组织、细胞和亚细胞）水平。每种康复干预可以通过不同的机制治疗骨关节炎。到目前为止，骨关节炎还没有治愈方法，其发病、进展和治疗的确切机制还未得到证实。基于骨关节炎的严重性，可以采用一系列的治疗方法。Kellgren 和 Lawrence（KL）放射学评分是描述骨关节炎疾病严重程度的一种方法（即，1 级：可疑关节间隙狭窄伴可能的骨赘；2 级：可能的关节间隙狭窄伴明确的骨赘；3 级：明确的关节间隙狭窄，中度骨赘形成，部分硬化，骨端可能畸形；4 级：大的骨赘形成，严重的关节间隙狭窄伴明显硬化，以及骨端明显畸形）。图 7.1 描述了根据不同 KL 等级可以采用的治疗方法，大体上，它是基于专家意见而不是证据。虽然关节置换术被认为是 KL4 级患者的首选治疗方法，但与 KL2 和 KL3 级患者相比，这是一个较小的群体，我们将 KL2 和 KL3 所在的区域称为"沙漠区"，其中的患者正在寻找类似于"解渴的一杯水"的有效治疗。本章将在以下领域提供辅助性康复策略的拟议机制、预期获益、局限性和风险、

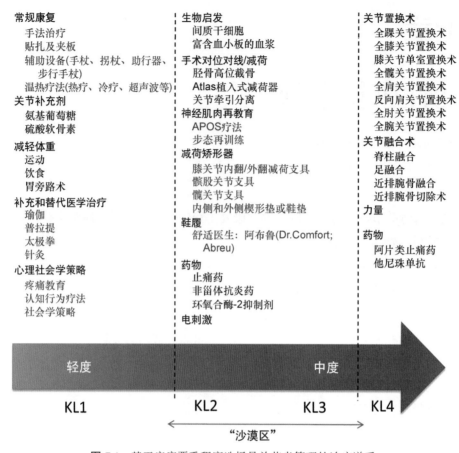

图 7.1　基于疾病严重程度选择骨关节炎管理的治疗谱系

优势和劣势的可用证据：生物力学装置和策略、传统康复方法、补充和替代医学以及心理社会策略。

二、生物力学装置和策略

（一）内翻/外翻减荷支具

　　矫形器，通常称为支具，是用于矫正疾病（例如，肢体或脊柱的排列不齐）的装置。由多种轻质材料（例如，塑料、纤维复合材料等）制成，矫形器可以改变对线并为目标解剖区域提供支撑。它们不是用来代替肢体（如假肢）的，而是用于增强现有肢体或身体部位的功能的，并由认证的矫形师安装。

　　膝关节骨关节炎发病和进展的主要机制之一是胫股关节的内侧或外侧间室超负荷。这可能是随着时间的推移，通过关节的磨损（原发性膝关节骨关节炎）或创伤（继发性膝关节骨关节炎）而发生的。正如 Maquet（1983）最初所描述的那样，将下肢看作一个受离心载荷的柱体[1]（图 7.2）。下肢的骨性几何形状如图 7.2（左边）所示。地面反作用力作用于身体重心（从第 2 骶椎向前 2 英寸，即 5.08 cm），该重心相对于下肢长轴偏

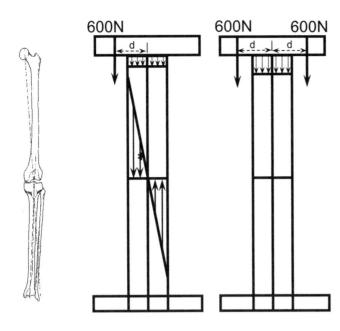

图 7.2 偏心载荷柱体——（左）下肢；（中）偏心载荷柱体——在力臂 d 处施加 600 N 垂直载荷；（右）对称载荷柱体——在双侧力臂处 d 施加 1200 N 垂 直 载 荷。Concept adapted from Maquet，P.G.J.

心［偏移力臂（距离，d）］。为了模拟这种载荷条件，我们将下肢表示为一个柱（图 7.2 中间），在 d 处绕中心轴偏心施加 600 N 的垂直载荷。由此产生的应力来自：垂直载荷除以柱的横截面积和由偏心载荷施加的弯矩。注意柱的内侧部分处于压缩状态，而外侧部分处于拉伸状态。组合载荷导致体重（BW）的 70% 压缩在膝关节内侧，体重的 30% 压缩在膝关节外侧。如果我们将载荷加倍（1200 N），但在一定距离处（±d）对称施加，将使压应力加倍，但弯矩将为 "0"，因此不会产生任何额外的压缩应力。此外，如果在立柱上施加内翻畸形，类似于膝关节内翻，力臂 d 将增加，进一步增加内侧间室应力。从概念上讲，这将下肢载荷和对线的对称性作为管理膝关节内侧间室反作用力的重要因素。下肢对线是治疗膝关节内侧或外侧间室骨关节炎以及髌股骨关节炎的一个可改变的风险因素[2]。

用于治疗膝关节骨关节炎的支具通常被设计成施加相反的力矩或扭矩，以使膝关节所涉及的间室上的力和应力最小化。例如，图 7.3 描绘了一个下肢后方视图，膝内翻，内侧关节间隙变窄，从地面反作用力到膝关节中心（左）的力臂很大。如中间图所示，受试者佩戴具有 3 点弯曲的膝关节支具，该 3 点弯曲显著减小力臂，同时减轻内翻畸形。在右侧，一个膝内翻患者（前视图）显示了一个顺时针力矩（右手定则）。患者佩戴膝关节支具（右上），该支具产生反时针力矩以减少内侧膝关节间室载荷。

一些研究已经证明了膝关节减荷支具减轻疼痛、改善功能的作用[3-10]。两个电子全膝关节置换术（TKR）的研究给我们提供了一些见解，它们可以直接测量关节反作用力。其中在 Kutzner 等的研究中，3 个做了电子胫骨全膝关节置换（e-tibia）手术的患者使用减荷支具［2 个不同的德国支具（Ottobock 和 Bauerfeind）］行走时，电子膝关节假体上所受的力会减少[11]。另一个案例分析检测了一个 69 岁做了 e-tibia 手术女性在穿戴 4 种不同减荷支具行走时关节的反作用力[12]（图 7.4）。当实验对象站或走时，膝关节的

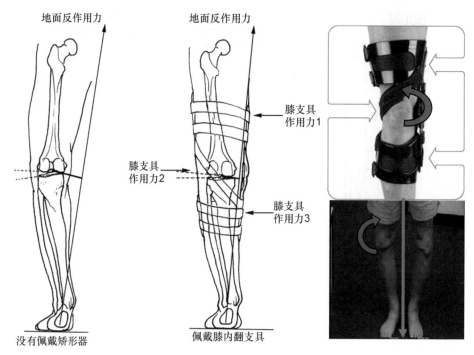

图7.3 左下肢后视图，膝关节内侧间隙变窄，地面反作用力到膝关节中心的力臂较大。如中间图所示，受试者佩戴具有3点弯曲的膝关节支具，其显著减少力臂和内翻畸形。在右侧，一个膝内翻患者（前视图）显示了一个顺时针力矩（右手定则）。患者佩戴膝（关节）支具（右上），该支具产生逆时针力矩以减少内侧膝关节间室载荷

关节反作用力被传输到电脑中。该研究绘制了在没有穿戴支具（红色）和穿戴支具两种情况下，在步行支撑期，膝关节内侧和外侧的关节间反作用力的线形图。检测佩戴4种不同支具（减荷支具、经矫形器师傅调整过的减荷支具、布莱索Z12骨关节炎型支具和特定减荷支具）时膝关节的力学状况。研究发现，不管用的是哪种类型的支具，在使用减荷支具后，膝盖的内侧间室关节反作用力的第一和第二峰值减少了约15%。尽管这是一项单一受试者案例分析，无法推广，但证据在定量上有力地支持了膝关节减荷支具确实让股胫关节内侧间室"免除负荷"这一理念。Kutzner的研究小组研究也支持这个理念。这样的数据很少见，原因显而易见。已经开发了一种替代方法，使用计算模型来研究这种现象[13]。该小组使用肌肉骨骼模型估计了在有和没有膝关节支具施加的矫正力矩时的关节反作用力。这项工作也支持了这样的观点，即膝关节减荷支具可以免除胫股关节内侧间室的反作用力。

膝关节是由胫股关节的内侧和外侧间室和髌股关节组成的三间室结构。髌股关节骨关节炎经常与胫股关节骨关节炎混淆，因而误诊[14]。髌股关节骨关节炎不仅可以作为单独的间室疾病发生，也可以作为双间室或三间室疾病与胫股关节骨关节炎一起发生。

已经出现了几种新的支具设计，包括采用气动技术[15]的支具、使用先进的评估方法（如计算生物力学[13, 16-17]）的支具和与再生医学的概念结合的减荷支具[18]。对于感兴趣的读者来说，这些研究都有助于我们了解骨关节炎膝关节间室如何减荷。尽管如

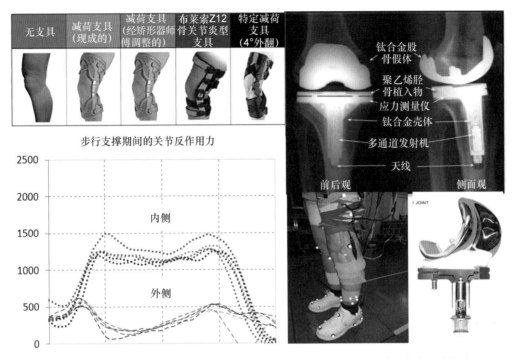

图7.4 一名 69 岁性（右）进行了电子胫骨全膝关节置换（e-tibia）。当受试者站立或行走时，膝关节的反作用力被传输到一台电脑上。在未支撑（红色）和支撑条件下，关节反作用力与步行支撑阶段的关系被绘制成图表。测试了四种支撑条件（减荷支具、经矫形器师傅调整的减荷支具、布莱索 Z12 骨关节炎型支具和特定减荷支具）。通过使用减荷支具（不论其类型），膝关节内侧间室的关节反力的第一和第二峰值均减少了约 15%

此，该领域的大多数已发表的研究并未设计为随机对照试验（RCT）或与其他传统的膝关节减荷支具的比较性研究。这并不意味着它们无效，但它们不具备双盲 RCT 的严格性或证据水平，也没有（译者注："have been included"应该为"have not been included"原书有误）被纳入结构化综述或荟萃分析。重要的是，一项涉及矫形设备的设计良好的双盲试验（如膝盖支具等）想让患者不知道哪个是安慰剂对照组、哪个是治疗组，是非常难以实现的。

（二）髌股关节支具

髌骨的主要作用是充当股四头肌的机械滑轮，因为髌骨在整个膝关节屈曲范围内会改变伸展力的方向。在 0 ～ 20° 屈曲时，髌骨位于膝盖上方，并且不与股骨直接接触。但从膝关节屈曲 20° 后开始，髌骨的关节表面在整个膝关节运动范围内发生变化。接触点沿着髌骨向近端移动，并沿股骨髁向后下方移动。髌骨接触面积随着膝关节屈曲的增加而增加，将关节力分布在更大的表面积上，以减少关节组织应力损伤。在深蹲期间，可以预期来自髌骨的压力的峰值达到体重的 8 倍。当髌骨没有在滑车的轨迹上移动（轨迹不良）时，可能导致髌股关节的结构损伤以及疼痛。髌骨贴扎是一种用于增强髌骨轨迹的技术，已成为治疗髌骨疼痛综合征的第一道防线。在一项包括 20 项研究的结构性综述和荟萃分析中，有中度证据表明，定制髌骨贴扎（专为患者定制，以控制髌骨的外侧倾斜、滑动和旋转）可减轻疼痛[19]。一种可能的机制是，髌骨贴扎可促进股内侧肌更早激活，并提高耐受更大膝关节内伸力矩的能力。迄今为止，几乎所有的证据都是基于贴扎的即时效果。这是重要的，因为矫正贴扎可在进行锻炼（例如，篮球）时随时间而松动。

髌股关节的疼痛或关节炎可由髌骨错位、髌骨几何形状不规则或胫股关节对线不良引起[14]。经典的髌股关节支具由环绕髌骨的环形套筒组成，通过紧固 Velcro 带可以影响髌骨的内侧或外侧重新定位，目的是改善股骨髁槽中的轨迹。在一项由 136 名患者组成的随机对照试验中，髌骨支具被证明可以改善髌股关节疼痛综合征的症状[20]。38 例髌股关节关节炎患者接受了支具治疗，对平分偏移（$P < 0.01$）和髌骨半脱位距离（$P < 0.05$）的百分位数组进行分析，结果表明，西安大略和麦克马斯特（WOMAC）骨关节炎指数总体和功能组的平均最小临床重要差异类别之间存在显著相关性。这项研究表明，高百分位数组的髌骨位置异常的患者更有可能在 6 个月后没有改善。独特的支具设计可减轻髌股关节和股胫关节的负荷[16]。从生物力学角度来看，这是有意义的，因为髌股轨迹可通过调整股胫对线得以改善。

（三）髋关节支具

髋关节支具具有多种配置，从用于内收或外展髋关节的基本 Velcro 尼龙搭扣带设计到针对髋关节减荷和管理不稳定性的更复杂设计不等。髋关节支具有时被称为髋关节外展支架，因为它们将股骨安全地保持在髋臼中，防止半脱位和脱位。这种类型的矫形器通常用于在术后愈合过程中保持关节完整性。在一项非对照重复测量设计的研究中，已证明在步态期间髋关节减荷支具可以减少疼痛、髋关节内收力矩、髋关节内收和内旋[21]。尽管 Eyles 等进行了一项探索性随机对照试验，并支持了支具用于改善髋关节健康生活质量、疼痛、症状和功能的作用，但关于支具治疗髋关节骨关节炎的有效性的研究仍很少[22]。

（四）内侧和外侧楔形垫或鞋垫

内侧和外侧楔形垫或鞋垫代表了一种鞋内治疗策略，可以对胫股关节对线进行外翻或内翻矫正[23]。几项研究使用外侧楔形垫或鞋垫治疗内侧膝关节骨关节炎，结果有积极的[24-34]，也有无效的[35-41]。采用 5° 或更小角度的楔形垫，可能效果稍差一些，但患者可能耐受度更好。采用 10° 楔形垫可能有更好的疗效，但会导致足部最大程度地内旋或外旋，可能导致患者耐受性低。Tezcan 等采用了一项 RCT 来评估外侧楔形垫对踝关节和髋关节的影响[42]。比较使用外侧楔形矫形器与中性鞋垫，发现两者在踝关节或髋关节的关节间隙宽度方面没有显著差异。在距下关节使用有弹性带的外侧楔形鞋垫在改善膝关节力学方面优于单独的外侧楔形鞋垫[43]。Arnold 等和 Xing 等都进行了系统综述和荟萃分析，不支持内侧膝关节骨关节炎患者使用外侧楔形鞋垫[40-41]。Moyer

等发现，通过减少额状面杠杆臂的综合作用，定制的膝关节支具和定制的足部矫形器同时使用，可以更大限度地减少膝关节内收力矩（knee adduction moment，KAM）[32-33]。使用外侧楔形鞋垫治疗内侧膝关节骨关节炎是积极的还是无效的，其结论仍不确定。外侧楔形鞋垫的性能可以通过在距下关节周围使用弹性带[43]或定制的膝关节支具来改善[32-33]。需要进行额外的研究以确定哪些患者可能对单独使用外侧楔形鞋垫、内侧楔形鞋垫或鞋垫联合膝关节支具有效。当然，佩戴任意一种上述矫形器的患者的依从性也可能是重要因素。

（五）鞋履

Toda 等通过观察发现，赤脚比穿常规鞋时的 KAM 更小，进而开发出一款"灵活性"鞋[43]。而"可变硬度"鞋具有不同的内侧与外侧鞋底顺应性，在足跟着地后，通过增加初始足旋前角度，可以减少膝关节在承重反应期末受到的内翻推力[44-45]。

Radzimski、Mundermann 和 Sole 进行了一项对 33 篇文章的系统综述，检查了鞋类对 KAM 的影响[46]。与对照组的常规鞋相比，"稳定性"和"灵活性"鞋可能会增加 KAM，而"可变硬度"鞋会减少 KAM。当将最小灵活性的鞋与常规的鞋进行比较时，发现后者具有更高的 KAM，这表明不同设计的鞋，特别是那些减少外部膝关节力臂的鞋，可以减少 KAM 并用于治疗内侧间室膝关节骨关节炎[47-48]。

（六）步行手杖

建议使用步行手杖或登山手杖减轻骨关节炎患者膝关节内侧间室的负荷[49-50]。在一项对 34 例膝关节内侧骨关节炎患者的研究中，Bechard 等使用典型的步态分析方法（逆动力学）发现，使用步行手杖时 KAM 峰值并未减小[49]。事实上，当使用手杖时，能够观察到 KAM 的第一个峰值、第二个峰值和角冲量的小幅度增加，差异有统计学意义（$P < 0.001$）。虽然地面垂直反作用力减小，但力臂增大，因此，不支持其用于治疗膝关节骨关节炎。Kinney 等使用了与图 7.4 所述相似的方案[50]，在一名使用 e-tibia 的受试者中，发现当使用长的登山手杖行走，手杖与接触面宽时，内侧接触力最有效地降低。在这项研究中发现，站立阶段的内侧和外侧接触力分别降低了 34%（在支撑期的 75% 时）和 26%（在支撑期的 50% 时），支持其用于治疗膝关节骨关节炎。

（七）步态再训练

Rynne 等进行了一项结构性综述和荟萃分析[51]，对采用步态再训练方法治疗髋关节和膝关节骨关节炎进行研究，目的是确定步态再训练策略是否可以改善髋/膝关节骨关节炎患者的步态生物力学和症状。在纳入的 18 项研究中，有 1 项研究了髋关节骨关节炎参与者的步态再训练，结果认为其在改善步态生物力学方面的证据有限。其余 17 项膝关节骨关节炎研究被纳入结构化综述，其中 6 项被纳入荟萃分析。结合实时生物反馈的步态再训练策略可以改变步行的生物力学，这一结论得到强而有力的证据支持。中等证据支持肌内效贴布（或称运动机能贴布）能够改善疼痛评分。荟萃分析汇总效应显示，运用步态再训练治疗膝关节骨关节炎，KAM 和 WOMAC 骨关节炎指数有显著改善，但作者仍建议增加更多的随机对照试验来加强证据支持。髋关节骨关节炎患者步态再训练方面目前文献匮乏，建议增加相关研究。

APOS 疗法是一种生物力学技术，将半球形扰动元件放置在鞋的前足和后足下方，并进行定制校准，以提供神经肌肉再教育，改变一个人的行走模式，以减轻疼痛和改善功能。来自 Teknion 的 Haim 等评价了 25 例双侧膝关节内侧有症状的女性骨关节炎患者，这些女性适合 APOS 疗法装置[52]。在 3 个月和 9 个月后赤脚行走期间，KAM 幅度显著降低。膝关节内收应力以及第一、第二 KAM 峰值分别降低了 13%、8.4% 和 12.7%。此外，研究人员还观察到患者的行走速度加快、疼痛显著减轻和功能活动增加，这些表现可能归因于 KAM 减少。在一项评估长期随访的研究中，53 例膝关节骨关节炎患者入组试验组（APOS 疗法）和对照组（常规治疗）[53]。试验组随着时间推移在 WOMAC 骨关节炎指数（疼痛、僵硬和功能，均 $P < 0.001$）、SF-36（$P = 0.02$）、KSKS 评分（Knee Society Knee Score）（$P = 0.044$）和 KSFS 评分（Knee Society Function Score）（$P = 0.014$）均有更大的改善。在 2 年终点时，试验组显示出显著更好的结果（所有 $P < 0.001$）。在迄今为止规模最大的研究中，Reichenbach 等招募了 220 例有症状的、经放射学证实的膝关节骨关节炎参与者[54]。在 24 周的随访期间，评估了 APOS 疗法组（$n = 111$）与对照组（$n = 109$）相比的效果。APOS 疗法组的平均标准化 WOMAC 骨关节炎指数疼痛分项评分从 4.3 改善至 1.3，对照组从 4.0 改善至 2.6（随访 24 周时评分的组间差异为 1.3，$P < 0.001$）。24 周随访时 WOMAC 骨关节炎指数身体功能（组间差异，－1.1）、僵硬度（组间差异，－1.4）和总体（组间差异，－1.2）评分均有所改善，支持 APOS 疗法改善膝关节骨关节炎患者疼痛和功能的能力。

（八）疼痛管理：电刺激

Lawson 等研究了经皮神经电刺激（TENS）对轻度至中度膝关节骨关节炎治疗中膝关节疼痛的影响，尽管这是一个有争议的话题[55]。20 名 KL2 ～ 3 级的骨关节炎参与者进行了爬楼梯测试（stair climb test，SCT）、定时起身行走测试（time up and go test，TUG）、6 分钟步行测试、膝关节伸肌力量测试和移动障碍症候群相关风险测试中的两步测试（2-step test from the locomotive syndrome risk test，LSR-2ST）。在 SCT、TUG 和 LSR-2ST 测试过程中通过视觉模拟量表（visual analogue scale，VAS）测量膝关节疼痛，结果 TENS 组与对照组相比疼痛明显更低。

Bichsel 等比较了治疗髋关节和膝关节骨关节炎的临床指南建议[56]。纳入了 17 项指南，其中 6 项为高质量指南，10 项为中等质量指南，1 项为低质量指南。疼痛管理主要是通过药物（口服非甾体抗炎药）治疗，谨慎建议使用对乙酰氨基酚和强效阿片类药物。与支架和鞋垫一样，对 TENS 的建议是相互矛盾的，不过，严重和持续性疼痛伴功能丧失被认为是全髋关节置换术（THR）和 TKR 的适应证。

三、传统康复方法

传统的基于循证的康复策略往往被认为是一线、核心治疗手段以及针对患者个性化临床需求的合适措施的补充。缺乏高水平的证据来评估每个康复方法的有效性，导致当前的指南里的建议不一致。大量临床试验之间在评估结局、患者优化和治疗处方方面不一致，从而限制了这些研究结果对临床决策的指导，无法明确这些治疗方案如何在实践中应用。后续章节将针对骨关节炎和其亚类人群分别讨论每个康复方法的机制、证据、优缺点以及相关推荐。

（一）手法治疗

被动的物理治疗技术，包括应用结构化的徒手技术，通过作用在身体上的力，修复关节活动度或灵活性障碍，改善血液循环，改善病人的症状（如疼痛）。这些方法包括关节松动术、操作术、软组织松解术和肌筋膜技术。不过，只有有限的证据来支持它们的生理学机制。两个系统综述评估了手法治疗膝关节[57]及腕掌关节[58]骨关节炎患者的效果，尽管一些研究存在偏倚[59-60]，但研究发现，患者的疼痛、关节活动度和膝关节功能有所改善，也有中到高等的证据证明拇指功能改善。然而，这些有限的结果导致不一致的指导建议。几个指南支持他们作为一个低伤害风险的短期干预方式使用[61-62]；因此，临床医生必须意识到，如果手法治疗可以作为一种引导患者积极参与治疗项目的方式，那将更可能使患者得到长期的获益。其他指南[63-66]仍不确定或不推荐将其用于骨关节炎管理，这只是建议，对于患者伴发的个体化的症状和体征，手法治疗可能是有用的。

（二）贴布

肌内效贴布（Kinesio taping）是一种灵活的贴扎方法，可以根据不同患者的需求应用多种不同贴布形状。肌内效贴布有效的可能机制是其可以对关节及其周围可收缩组织进行支持和稳定，刺激皮肤的感受器，提供患者躯体感觉的反馈。2021年的系统综述表明[67]，有一些高质量证据提示，髌骨贴扎结合使用核心物理疗法治疗可减少短期疼痛，但长期效果仍是未知的。一些评估肌内效贴布治疗膝关节[68-69]及第一腕掌关节[70]骨关节炎的临床试验提示其在改善疼痛、运动的范围和功能方面的短期效应超过安慰剂，而肌肉力量则没有这种差异。然而，系统综述后发现，现有的证据的质量各不相同，结论跨越低到中/高水平证据，而且因为样本量小和随访时间短，可能导致复杂的问题。没有证据表明贴扎治疗对髋关节骨关节炎具有有效性。争论可能继续，因为目前仍缺乏可用的证据证实肌内效贴布在疾病的哪个环节起最大作用。相关指南[63，66，71]仍然不确定将髌骨贴扎和肌内效贴布作为膝关节骨关节炎和第一腕掌关节骨关节炎患者膝治疗的策略，甚至有条件性地反对应用。

（三）辅助设备

适用于日常生活活动的夹板和其他设备。 治疗骨关节炎的手和拇指夹板的设计和应用背后的机制仍不明确，但很可能与关节的温度、支撑和稳定有关，可作为关节结构变形的预防或矫正策略。有多种型号的夹板适用各种患者，可以根据柔软度、客户需求、使用时间等不同需求进行设计。尽管仍不知道什么是最好的夹板[72]，更柔软、更易获取（现货）、夜间佩戴的夹板可能更容易吸引患者[73-75]。更新后的 EULAR 指南（2018 年）[71] 及其他文献[73] 建议，当患者的关节有机械性疼痛或不稳时，应该评估是否要使用夹板作为骨关节炎的核心治疗的辅助，以达到止痛的效果，并观察长期应用和腕掌关节功能潜在改善[76-77]。相反，临床试验结果和指南对于手的其他区域的症状缓解仍不明确[71, 73, 78]。要使依从性、安全性和治疗反应最大化，需重点考虑佩戴合适、适当的使用说明、"关节保护教育"[79]。有疼痛和功能受损的手部关节骨关节炎患者，也可以使用辅助设备促进日常生活活动，可能包括但不限于鞋拔、袜子和长袜、拧瓶盖装置。仍缺乏直接证据来评估这些干预措施的有效性；然而，临床应考虑患者个性化的需要和作为一线和二线的手部关节骨关节炎核心治疗的辅助治疗。

手杖和步行架。 移动性辅助设备旨在降低下肢的负载，增加稳定性，改善疼痛、功能，协助运动模式和姿势，可以根据患者下肢有骨关节炎的关节选择[63]。鉴于这些设备的机制，尽管它们的有效性的证据是有限的，但仍强烈建议膝 / 髋关节骨关节炎患者配备[63, 65-66]。一项髋关节骨关节炎的患者应用单点手杖的临床研究报告了其在疼痛和功能方面的改善[80]。尽管证据质量低，但有合理的理由将这些发现转移到髋关节骨关节炎患者身上，不过，由于缺乏对不良反应的评估，无法明确评估它们的风险－收益。最近的一项研究认为，手杖对膝关节骨关节炎的症状或结构没有影响[81]。尽管证据主要来自膝关节骨关节炎的群体，由于其报告的有利的结果和风险很小，仍有条件建议其他下肢骨关节炎患者（包括多关节病变）要应用下肢辅助设备进行支持保护[66]。当考虑使用上肢辅助设备时，患者对辅助设备的看法是重要的，以确保恰当适合和负面结果最小化，或避免因"看起来老气"而感到羞耻。总体的安全收益也是首要需要考虑的，比如建议使用步行辅助器来辅助稳定，减少跌倒风险[82-83]。临床医师应该要认识到现在是否需要使用移动辅助设备来防止摔倒，以及在未来有什么会影响跌倒风险。

（四）温热疗法

冷疗。 在身体表面使用的冷疗可以是各种形式的：从普通冰袋到特殊设备［如冷疗袖带（cryo-cuffs，一种气动泵，用交替往复的压力来连续释放冷冻水，以减少关节积血）］不等。冷疗的机制是，刺激去甲肾上腺能血管收缩系统，减少血液流动和肿胀，减少疼痛的信号来改善疼痛管理，减少肌梭兴奋以减少痉挛状态，细胞代谢缓慢以减少炎症介质。临床实践指南关于冷疗对骨关节炎患者疼痛和功能的有效性存在矛盾[61-63]，没有足够的证据支持或反对冷冻治疗在这一人群中的应用。最近的一项系统综述认为，低水平的证据和较差的研究质量（包括冷敷方法的高可变性）阻碍了我们对冷疗在疼痛管理、膝关节僵硬、膝关节活动范围和生理功能方面的临床应用的理解[84-85]。虽然最近的临床指南有条件地推荐使用冷敷治疗骨关节炎[61]，但有限的证据表明，体表冷敷对骨关节炎关节的影响需要进一步研究[66, 86]。

热疗。因为体表传递方式不同，热疗分为多种模式，包括湿热、热敷、石蜡和透热疗法等。除了潜在的安慰剂好处外，临床持续使用透热疗法的证据还存在疑问[61, 63, 68]。温热疗法可用于刺激交感神经胆碱能血管舒张以增加循环，减少交感神经激活以减少平滑肌收缩，增加代谢活性以改善组织愈合，并抑制局部疼痛感受器。临床试验中支持使用热疗治疗骨关节炎的证据很少，而来自小型、低质量的研究的证据表明，热疗只能使患者获得短期的持续效益[62]。因此，在骨关节炎治疗指南中存在有限和相互矛盾的条件建议[61-63, 71]。热疗是一种合适的辅助治疗方法，因为它容易获得且风险低。但在本体感觉或感觉减退的群体中使用时，应密切监测以避免烫伤。

超声波。另一种基于热的治疗方法是超声波，这是一种无创治疗，看起来安全，副作用少，而且实施起来相对便宜。超声波的设计是利用声波产生机械振动，通过热或非热生理机制减轻疼痛或改善关节功能。超声波治疗骨关节炎的疗效的研究结论是矛盾的，从有最小的好处到没有好处不等[88-91]，特别是对于膝关节骨关节炎。最近的系统综述[89, 92]更新了之前关于超声波是否是一种安全或有意义的治疗疼痛和具有功能益处的临床试验的知识[93-95]，并强调了之前关于膝关节和髋关节的指导方针的不确定性[61-62, 64]。总的来说，超过3个月的任何可观察到的益处都不明确[94-95]。目前还没有关于多关节骨关节炎应用的进一步建议[65]，对于非负重区域的潜在好处也需要进一步研究[96-97]。此外，有限的试验评估了在膝关节骨关节炎中应用超声波透入法（超声波增强药物输送）的效果，与标准超声波相比，前者具有低但潜在的镇痛能力，但没有报道其能改善功能[98-100]。

四、补充和替代医学

（一）瑜伽和普拉提

Vina等评估了补充和替代医学治疗膝关节骨关节炎的受试对象的种族和性别[101]。试验纳入517名参与者（52.2%非裔美国人；27.1%女性）。与白人参与者相比，非裔美国人不太可能应用关节补充剂、瑜伽、太极或普拉提，他们更可能参加精神活动。相比男性，女性更喜欢练瑜伽、太极或普拉提、针灸、指压或按摩、精神活动。由于使用不同的补充和替代医学疗法治疗骨关节炎存在种族和性别差异，临床医生必须意识到这些差异。在一项由Lauche等进行的荟萃分析中[102]，纳入了9个研究瑜伽的试验，包括640名下肢骨关节炎患者。结果表明，与运动和非运动对照组相比，瑜伽可能对改善膝关节骨关节炎患者的疼痛、功能和僵硬有效。虽然瑜伽对治疗膝关节骨关节炎是有效的，但还需要更好的证据。

有一项系统综述检验了普拉提在有几种慢性肌肉骨骼疾病的成年人中对减轻疼痛和功能障碍以及改善身体功能和生活质量的有效性[103]。一共纳入7项研究，包括397名参与者（73%为女性）。普拉提对于减轻与膝关节骨关节炎相关的疼痛、背部疼痛、颈部疼痛和骨质疏松引起的疼痛有显著的效果（$P \leqslant 0.05$）。膝关节骨关节炎患者以及那些有背痛和骨质疏松的人一样，存在明显的功能障碍、身体功能和生活质量问题。普拉提可能和其他运动一样有效，但需要更高质量的研究证实。

（二）太极拳和针灸

Kelley等的一项荟萃分析[104]在成人膝关节骨关节炎患者中使用WOMAC骨关节炎指数评估太极拳与疼痛、僵硬和身体功能的临床相关性。共纳入407名膝关节骨关节炎患者（216名练太极拳，191名为对照组）。结果表明，在成人膝关节骨关节炎患者中，太极拳提供了具有统计学意义和临床意义的疼痛、僵硬和生理功能的改善。关节炎基金会和美国风湿病学会（2020）为骨关节炎的管理制定了循证指南，该指南也支持使用太极拳。

在针灸治疗膝关节骨关节炎的随机对照试验的设计、实施和分析的偏倚风险和方法学问题上，Jia等进行了相关研究[105]，发现这些随机对照试验存在随机化方法、盲法细节缺失、样本量计算方法不完整、太极拳治疗缺乏标准化等问题。作者的结论是，在已发表的测试针灸治疗膝关节疼痛的随机对照试验中，存在很高的偏倚风险。在61%的研究太极拳疗效的随机对照试验中[106]，观察到了背景效应（如安慰剂）。众多研究的方法论问题削弱了针灸治疗膝关节骨关节炎的证据等级。

五、心理社会学策略

有效的骨关节炎疼痛管理的应对策略涉及疼痛的情绪、认知和行为方面，尽管这些策略可以在这一人群中实现潜在的好处，但迄今为止没有得到很好的实施。打断身心破坏性互动的干预包括谈话疗法，更具体地说，是认知行为疗法，其主要目标是为患者提供策略和技能，以学习自我管理的感知，并促进他们理解自己的情绪、思想、行为之间的联系，赋予积极的结果。尽管缺乏支持其单独使用的证据，当与核心骨关节炎管理方法相结合时，认知行为疗法和疼痛应对策略可产生在临床上有意义的疼痛改善[107-109]。这种潜在益处的机制尚不清楚，可能是通过情绪、睡眠、应对能力和（或）其他因素（如抑郁和自我效能）等多因素交互变化而产生[110-112]。目前大多数证据来自其他临床群体，但与骨关节炎相关的认知行为治疗研究主要包括膝关节骨关节炎患者。然而，考虑到与该方法相关的最小风险或无风险[112-113]，临床指南有条件地推荐将这些策略用于骨关节炎患者，包括膝关节、髋关节和手部关节[63, 66]骨关节炎患者。这一新兴领域需要进一步研究。

六、总结和结语

骨关节炎治疗的辅助性康复干预包括几种治疗方案，每种方案都有不同的治疗机制。骨关节炎患者可能需要联合使用药物和生物力学疗法，这使得解释任何单一治疗的有效性非常困难。对于大多数骨关节炎患者，可以推荐的辅助性干预措施很少，如支具、活动辅助设备或选择性夹板治疗手部关节骨关节炎。一些治疗方法（如电刺激）并没有得到文献的支持，因此不推荐使用，除非所有其他治疗方法都已用尽，且患者试图避免更多的侵入性干预。如何考虑辅助性干预的使用范围，并且有助于骨关节炎患者的管理，这是一项挑战。并非所有骨关节炎患者对所有治疗都有相同的反应，需要更多高质量的随机对照试验和荟萃分析来支持康复干预措施的选择。未来骨关节炎管理面临的挑战之一是如何进行最好的个性化干预。需要加强对患者特异性骨关节炎疾病机制的了解，并采取最有效的相应治疗来解决这一机制。虽然不同指南存在不一致之处，但是大多数辅助性康复干预有一个或多个临床实践指南推荐。最近的证据有助于提高研究质量，然而，仍需要经过精心设计的、高质量的研究来更好地为这些建议提供信息，并与国际骨关节炎组织之间的指南保持一致。

参考文献请扫描书末二维码

第八章

药物治疗

Shirley P. Yu | Richard O. Day

李宇晟 译 叶海程 校

一、目标

提高对骨关节炎患者常用药物治疗、注射治疗和营养补充治疗的作用机制、治疗证据、预期获益、限制和风险、优缺点的认识，包括对乙酰氨基酚、非甾体抗炎药、皮质类固醇、阿片类药物、富血小板血浆（PRP）、干细胞治疗、透明质酸制剂、膳食补充剂[如硫酸氨基葡萄糖、软骨素、鱼油、甲基磺酰甲烷（MSM）、乳香、松树皮提取物和姜黄素]。

临床实践要点和证据总结

- 药物治疗应与非药物治疗措施相互结合使用。
- 在考虑是否使用药物治疗时需要考虑患者的合并症，以尽量减少药物潜在的副作用。
- 基于骨关节炎诊疗指南，NSAIDs（局部和口服）是一线用药。
- 关节内注射皮质类固醇或透明质酸制剂的作用应根据情况而定，主要是当

其他治疗选择效果不佳、别无选择的时候使用。
- 目前 PRP 或干细胞治疗在骨关节炎管理中没有发挥作用。
- 不推荐使用氨基葡萄糖和软骨素。乳香或姜黄素等其他膳食补充剂可能具有潜在作用，但需要更多的研究来支持它们在骨关节炎管理中的作用。

二、骨关节炎药物治疗的作用和原理

改善功能是骨关节炎药物治疗的关键目标，这往往通过缓解患者的疼痛来实现。骨关节炎的治疗已经从传统的疼痛抑制和最终关节置换手术的方法转变为包括改善生活质量和功能活动等在内的干预措施。最佳治疗方式应优先强调非药物治疗，包括运动疗法、体重管理和必要时使用移动辅助支具。在评估了"非药物"治疗对患者疼痛缓解和功能改善的效果后，才应决定是否开具药物处方治疗。一个重要的考虑因素是，迄今为

止，没有任何药物治疗被证明可以减缓骨关节炎病程的进展，也没有哪一种已经注册的药物被纳入治疗指南。实际上，有猜测和证据表明，一些已经注册的药物治疗甚至可能会加速骨关节炎病程的进展。

了解药物治疗的当前最佳证据将有助于安全、有效地为患者提供咨询和开处药方，并帮助患者决定何时应该进行手术干预。总之，骨关节炎治疗应该个体化，基于患者的症状、合并症、功能状况和患者偏好，同时考虑药物治疗的潜在益处和副作用。

三、口服药物

（一）对乙酰氨基酚

对乙酰氨基酚（扑热息痛）是一种广泛使用的药物，具有镇痛和退热作用，也具有非常有限的抗炎活性。有充分的证据表明，在许多类型的疼痛中，包括头痛和牙痛，对乙酰氨基酚可以显著缓解疼痛，但其在骨关节炎常见的肌肉骨骼病变中表现较差，疗效较差。

作用机制。对乙酰氨基酚的镇痛和退热作用最终是通过抑制前列腺素的生成来实现的[1]。这种药理作用在中枢神经系统中表现最为显著。当疼痛状况不是主要由炎症性疾病产生时，如单纯头痛，对乙酰氨基酚最有效。然而，在对 44 种疼痛症状的系统综述中，支持对乙酰氨基酚有效性的证据的质量被评为低或非常低[2]。对乙酰氨基酚对于在活动性的类风湿关节炎中关节滑膜内前列腺素的大量合成和增加几乎没有影响，因此该药在这种情况下的抗炎作用较小。

疗效。一项针对 3541 名患有髋关节或膝关节骨关节炎的患者的 10 项随机对照试验的系统综述报告称，在 3 周～3 个月的随访期间[3]，对比安慰剂，服用对乙酰氨基酚的患者在疼痛或身体功能上并没有显著的改善。在 100 mm 的量表上（100 mm 为最大疼痛，0 为无疼痛），对乙酰氨基酚的疼痛减轻绝对百分比差异为 3%（95% 置信区间为 1%～5%）。然而，被接受的最小临床显著差异为 9%。同样，对乙酰氨基酚对身体功能改善的绝对百分比差异为 3%（95% 置信区间为 1%～5%），而最小临床显著差异为 10%。研究没有观察到每日剂量（每日 3.0 g 或更少与每日 3.9 g 或更多）之间的疗效差异。尽管对乙酰氨基酚在髋关节和膝关节骨关节炎患者中没有观察到显著的疼痛缓解，但有部分患者服用对乙酰氨基酚仍然会感受到明显的效果。对于一些个体效果高于平均效果的情况，尚未有确定的解释。因此，慎重考虑是否使用对乙酰氨基酚是合理的，尤其是那些可能因服用非甾体抗炎药而面临消化性溃疡、哮喘恶化或出血风险的患者。

不良反应。对乙酰氨基酚的安全性目前存在争议。令人安心的是，来自 Cochrane 系统综述的结果表明，不良事件的发生率（高质量证据）、严重不良事件或退出研究（中等质量的证据）在对乙酰氨基酚和安慰剂组之间没有差异（中等质量证据）[3]。与非甾体抗炎药相比，对乙酰氨基酚在所有年龄组和合并疾病的患者中相对安全，这是其重要的优势。尤其是对于老年人，他们常常患有心血管和肾脏损伤等合并症，使用非甾体抗炎药会增加风险。然而，人们表达了担忧，主要是基于观察性研究，但在这些研究中存在"混淆"的风险，并且缺乏关于老年人安全性的证据[4-5]。因此，需要进行更大规模的随机对照研究来解决这些问题。值得注意的是，如果故意或意外超量服用，会导致严重的肝脏损害。由于对乙酰氨基酚的耐受性通常很好，因此它仍然是药物治疗的一个非常合理的首选，即使积极作用是由安慰剂反应引起的[6]。对乙酰氨基酚与非甾体抗炎药和阿司匹林一起服用可能会增加非甾体抗炎药副作用的风险[7]。这种联合使用会带来多少额外的镇痛效果仍不确定，也不太可能在临床上有显著的效果。

（二）非甾体抗炎药

非甾体抗炎药（NSAIDs）在缓解骨关节炎疼痛方面具有悠久的历史，并且广泛用于骨关节炎的治疗。NSAIDs 与对乙酰氨基酚相比，除了具有镇痛和解热作用外，还具有显著的抗炎作用。尽管骨关节炎主要是一种非炎症性疾病，但炎症是导致疼痛的主要原因之一，这可能是 NSAIDs 在骨关节炎治疗中比对乙酰氨基酚更有效的原因。

1. 作用机制

抑制前列腺素合成。与对乙酰氨基酚一样，NSAIDs 抑制产生前列腺素的环氧合酶，前列腺素会导致疼痛和炎症，但 NSAIDs 的作用更大。这些酶的产物在维持胃肠道和血管的完整性和功能方面也很重要。抑制参与维持生理功能的前列腺素的产生是 NSAIDs 常见不良反应的原因（图 8.1）。与对乙酰氨基酚相比，NSAIDs 在中枢神经系统外的活性更明显，因此对骨关节炎和类风湿性关节炎（RA）等外周疼痛状况的抑制比对乙酰氨基酚更有效[8]。

COX-1 和 COX-2。环氧合酶有两种，分别是 COX-1 和 COX-2。它们在结构上非常相似，但两种酶的"活性位点"明显不同。与 COX-1 相比，COX-2 可以"选择性"抑制。COX-1 产生维持肠道和血管生理功能所必需的前列腺素，而 COX-2 在 RA 等炎症状态下"上调"从而产生大量前列腺素。这一特征促使 COX-2 选择性抑制剂的 NSAIDs 的开发。开发选择性抑制剂的原因是，抑制 COX-2 而不抑制 COX-1 可以治疗疼痛和炎症，同时也不会产生严重的不良反应，尤其是胃肠道溃疡和出血。

非选择性 NSAIDs。这些"传统"的 NSAIDs 是全球使用最广泛的药物之一，反映了它们在治疗疼痛方面的作用，尤其是在骨关节炎治疗中。非选择性 NSAIDs 有许多化学亚类，如"profens"（如布洛芬、萘普生）、"fenacs"（例如双氯芬酸）和"oxicams"（如吡罗昔康、美洛昔康）（表 8.1）。在全球大多数市场，非选择性 NSAIDs（如布洛芬、双氯芬酸和萘普生等药物）通常是在不用药物处方的情况下获得的，但通常剂量比处方 NSAIDs 小。其临床结果表现与非选择性 NSAIDs 的使用并没有太大区别。主要的区别集中在不良反应风险的预期差异上，但也是微不足道的[8]。对于非选择性 NSAIDs，有一些临床对比的说法，这些说法提出了关于这些药物相对于 COX-2 选择性和药代动力

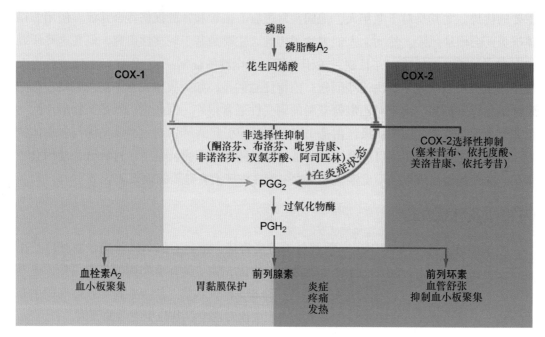

图 8.1 花生四烯酸通过环氧合酶同工酶 COX-1 和 COX-2 代谢为中间体前列腺素（PGG_2，然后是 PGH_2），其转化为其他前列腺素。这些前列腺素是疼痛、炎症和发热的介质，同时也具有胃黏膜保护作用。血栓素 A_2 引起血小板聚集，前列环素引起血管舒张。通过阻断 COX，NSAIDs 抑制前列腺素、前列环素和血栓素 A_2 的合成，从而抑制其作用。*Reproduced with permission Day RO，Graham GG. Non-steroidal anti-inflammatory drugs（NSAIDs）. BMJ. 2013；346；f3195*

学差异的解释。尽管用于确定 COX 酶选择性程度的测定方法各不相同，但人们普遍认为，萘普生对 COX-2 的选择性相对较低，而双氯芬酸对 COX-2 选择性相对较高，布洛芬介于这两者之间。大量观察性研究表明，与双氯芬酸相比，萘普生不太可能导致血栓形成、心肌梗死和卒中，但更可能导致胃肠道出血。这种临床结果的差异与这些药物之间 COX-2 选择性的差异有关。比较这些药物的剂量大小和给药方案的研究有助于临床结果的对比。对于非选择性 NSAIDs 的半衰期已经有了很多研究。萘普生的半衰期约为 13 h，因此，其服用频率低于双氯芬酸或布洛芬。然而，大剂量的效果持续时间更长，关节中的药物浓度比短半衰期 NSAIDs 的血液浓度下降更慢，保持效果时间更长。因此，每天 2～3 次口服布洛芬可以在关节内达到令人满意的浓度。

COX-2 选择性 NSAIDs。这一后来开发的 NSAIDs 具有与非选择性 NSAIDs 类似的疗效（类似的 COX-2 抑制作用），但提高了胃肠道的安全性（对 COX-1 的抑制较少或没有），大型随机对照试验证实了这些预测[9-10]。然而，这些大型研究还揭示了这些药物具有血栓形成和心肌梗死的显著风险，这在其他研究中得到了证实[11]。因此，罗非昔布退出了全球市场。剩下的是塞来昔布和依托考昔，以及一种较老的 NSAIDs 美洛昔康，它们被重新归类为 COX-2 选择性 NSAIDs。被低估的是，抑制血管舒张性前列环素的产生（通过抑制 COX-2），但维持血栓素的产生和血小板反应性（通过持续的 COX-1 活性）使 COX-2 选择性 NSAIDs 存在血栓形成的风险。显而易见，血栓形成的风险在

表 8.1 NSAIDs 对比

NSAIDs	常见的骨关节炎用药剂量	适用于骨关节炎的用药途径	半衰期（h）	口服即时释放剂量每日服用频率	COX-2 酶选择性	备注
布洛芬	200～400 mg	口服	3～4	1次、2次或3次	非选择性	广泛的剂量范围；OTC
酮洛芬	200 mg MR*	口服	2	1次	非选择性	
萘普生	250～500 mg，750～1000 mg MR 每日1次	口服	12～15	2次	偏向 COX-1	如果存在动脉血栓形成风险，则更适合；增加了胃肠道风险
双氯芬酸	25～50 mg	口服，局部，直肠	1～2	2次、3次	偏向 COX-2	有 MI 的风险
吲哚美辛	25～50 mg	口服，直肠	4～6	2次、3次、4次	非选择性	GI 毒性风险；用于急性痛风发作
吡罗昔康	10～20 mg	口服	30～50	1次	非选择性	GI 毒性
美洛昔康	7.5～15 mg	口服	20	1次	选择性 COX-2	GI 毒性更小；血小板不被抑制；支气管痉挛风险更小
塞来昔布	100～200 mg	口服	11	1次、2次	选择性 COX-2	GI 毒性更小；血小板不被抑制；支气管痉挛风险更小
依托考昔	30～60 mg	口服	22	1次	选择性 COX-2	GI 毒性更小；血小板不被抑制；支气管痉挛风险更小

* MR，改良释放；OTC，非处方药；MI，心肌梗死；GI，胃肠道

非选择性 NSAIDs 中也得到了关注，尽管其程度较低，但也可以通过抑制 COX-2 来抑制前列环素产生。传统的 NSAIDs 没有受到美国食品药品监督管理局（FDA）和其他监管机构注册所需的更现代、大规模的随机对照试验的影响，因此这种风险在以前没有得到足够的重视。COX-2 选择性 NSAIDs 在不良反应方面具有一定的优势。相对而言，对于抗炎效果的期望没有明显的差异，因为这两类药物都抑制 COX-2 酶的活性，该酶负责产生促使炎症和疼痛的前列腺素。

疗效。在一项针对 58 451 名骨关节炎患者的网络荟萃分析中，与安慰剂相比，NSAIDs 在 12 周内对疼痛严重程度的降低几乎微乎其微。在少数情况下，平均差仅略大于 100 mm 疼痛量表上 10 mm 的最低临床相关差异，并且高日剂量仅在治疗 RA 时推荐。例如，与安慰剂相比，每天 150 mg 双氯芬酸可减少 13.9 mm（95% 置信区间：－16.8～－11.2 mm）（表 8.1）[12-13]。

2. 不良反应（所有 NSAIDs）

NSAIDs 的不良反应是全球关注的主要问题，主要是因为它们在患有骨关节炎的老年人中被广泛使用。老年人由于合并症发生率高，胃肠道、心血管和肾脏不良反应的风险更大。一些衰竭器官（如肾脏等）的功能维持需要依赖前列腺素的合成，而使用 NSAIDs 有风险。更长时间服用更高剂量会增加不良反应的风险（图 8.2）。

胃肠道溃疡和出血。既往有消化性溃疡或胃肠道出血的病史，或同时进行抗凝治疗，会显著增加 NSAIDs 出血的风险。仅有消化不良或积滞的存在并不能预测消化性溃

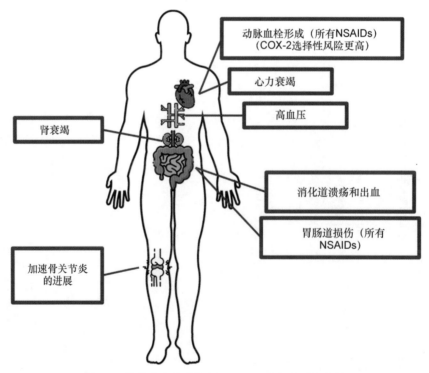

图 8.2 骨关节炎患者使用 NSAIDs 的常见不良事件

疡的发生。开始服用 NSAIDs 后的任何时间都可能出现症状性溃疡、出血和胃或肠穿孔，风险随着使用时间的增加而稳定。长期使用 NSAIDs 可导致逐渐发作的贫血，或者表现为无症状。这是由上、下消化道的缓慢失血所引起的[14]。

心血管疾病。所有的 NSAIDs 都会增加动脉血栓形成的风险。剂量越高，风险越大。因此，布洛芬 2400 mg/d，远高于骨关节炎的推荐剂量，具有显著的动脉血栓形成风险，但 1200 mg/d 在心肌梗死低危人群中血栓形成风险低。低剂量萘普生是心肌梗死高危人群中最安全的 NSAIDs，但差异不是很大[15-16]。

高血压。这在所有的 NSAIDs 使用者中都可以观察到，但在接受治疗的患者中更常见[17]。NSAIDs 导致的舒张动脉血管的前列环素减少以及水钠潴留是相关机制。在开始服用 NSAIDs 后进行血压监测很重要，在 NSAIDs 的包装上标识警告也很重要，以使患者对风险敏感。有一种被称为"三重打击"的特殊风险，会伴随着同时服用 NSAIDs、血管紧张素转换酶抑制剂（ACEI）或血管紧张素 II 受体阻滞剂（ARB）阻断抗高血压药物和钾补充剂，这些药物通常被高血压患者服用，此外还有利尿剂。联合使用这些药物的风险包括血钾升高、血压升高和肾衰竭。

心力衰竭。在已有心力衰竭的患者中，使用 NSAIDs（包括"非处方"NSAIDs）后，心力衰竭的恶化或新发是一种常见的并发症。更高剂量和更长时间暴露于 NSAIDs（尤其是双氯芬酸和塞来昔布）会增加心力衰竭的风险，尽管这一点目前还存在争议。

肾脏。肾功能受损的人依赖前列腺素的合成来维持肾脏的功能，尤其是前列环素。开始服用 NSAIDs 是肾脏功能受损患者发生肾衰竭的常见原因。如果及早发现，可以通过停止使用 NSAIDs 来逆转这一过程。一般而言，NSAIDs 都很少会发生导致间质性肾炎的免疫反应，从而导致不可逆的损伤[18-19]。

骨关节炎的病程加速进展。长期以来，人们一直担心 NSAIDs 可能会促进髋关节和膝关节骨关节炎的病程进展。有人认为，这可能是镇痛引起的对过度使用"磨损"关节而造成的持续创伤不敏感的结果。或者，NSAIDs 可能直接对关节的结构产生有害作用。目前，NSAIDs 是否有加速骨关节炎进展的风险尚不清楚，但这是一个目前需要明确答案的问题[20-21]。

3. 非选择性 NSAIDs 和 COX-2 选择性 NSAIDs 的不良反应对比

胃肠道。非选择性 NSAIDs 的主要不良反应是胃肠道损伤（消化不良/积滞、胃和十二指肠消化性溃疡、穿孔和出血）。这种不良反应是选择性 COX-2 抑制剂药物开发的主要动力，因为 COX-1 的抑制会导致胃肠道黏膜损伤。

COX-2 选择性 NSAIDs 比非选择性 NSAIDs 更不容易引起消化不良、溃疡或出血，但其程度仍有争议。最好视所有 NSAIDs 均具有胃肠道不良反应的风险。如果胃肠道黏膜发生损伤，COX-2 选择性药物对血小板功能的抑制作用不足会导致出血的减少，但这一点尚未得到证实。剂量和暴露很重要——给药剂量越小，发生的风险越小。建议对所有定期服用 NSAIDs 的患者同时进行保护胃黏膜治疗，尤其是对老年人，因为他们的基线风险要高得多。最有效的是使用质子泵抑制剂[22]。

心血管。COX-2 选择性 NSAIDs 更有可能引起血栓事件发生，尤其是心肌梗死，但这种对比是极端的，存在争议。通过抑制 COX-2 而导致前列环素（一种血管舒张性前列腺素）的减少是与非选择性 NSAIDs 形成对比的原因。然而，治疗的剂量和持续时间、个体的背景风险是其他影响因素。

出血。非选择性 NSAIDs 通过抑制 COX-1 抑制血小板功能，导致凝血功能受损而导致出血的倾向。如果需要进行眼部、前列腺和整形手术，这一点非常重要。COX-2 选择性 NSAIDs 不会阻断血小板功能，出血风险低于选择性低的 NSAIDs。然而，这种对比的确切临床证据尚不清楚。

肺。NSAIDs 引起的哮喘恶化在相当一部分哮喘患者中是一个显著而重要的风险。患有阿司匹林敏感性哮喘的人服用任何非选择性 NSAIDs 的风险都很高，需要对具有这种风险的患者进行教育。服用 COX-2 选择性 NSAIDs 不具有这种风险，尽管指南中建议谨慎测试以确认安全性。

4. 要点

（1）治疗指南建议使用最小有效剂量的 NSAIDs，并尽可能短时间使用。

（2）NSAIDs 可通过口服、局部应用、直肠给药或肌内注射或静脉注射等途径进行给药。

（3）NSAID 类别间的疗效差异微小。

（4）某些个体对特定 NSAIDs 表现出更好的反应（低质量证据）。

（5）对于风湿性关节炎，推荐的剂量比骨关节炎要高。

（6）剂量增加对疗效的提高很小。

（7）推荐保护胃黏膜的质子泵抑制剂与非选择性 NSAIDs 和选择性 NSAIDs 一起使用，特别是老年人。

（8）口服 NSAIDs 应避免在先前有过消化性溃疡或出血病史或正在服用抗凝药的人中使用。

（9）局部应用 NSAIDs 在骨关节炎中有效并且更安全。

（10）NSAIDs 会增加心肌梗死的风险，尤其对于已存在风险的人，即合并心脏疾病、糖尿病、肥胖、高血压的老年人。

（11）NSAIDs 有加重高血压、心力衰竭，加速肾功能恶化的风险。

（三）阿片类药物

阿片类药物在一些患有慢性非恶性疼痛的人中会产生的有害影响，即依赖性、认知迟钝、中枢神经系统抑制导致呼吸抑制和跌倒风险以及便秘等问题，是最令人担忧的（表8.2）。老年骨关节炎患者的风险比年轻人更大。因此，给老年患者开阿片类药物处方用于非恶性疼痛会增加骨折发生率[23]。**阿片类药物不是骨关节炎疼痛的一线治疗方法。**

表 8.2　常用的阿片类药物和阿片类药物复方制剂

阿片类药物	常见制剂	作用	约等于 10 mg 肌内注射 / 皮下注射吗啡的等效剂量（转换时，新制剂的剂量开始时应为等效剂量的 50%）	建议阿片类药物初治非恶性慢性疼痛患者起始剂量。老年人剂量减半。推荐 4～8 周试用，如果无效则逐渐停用阿片类药物
可待因	口服；与对乙酰氨基酚、抗组胺药、阿司匹林合用	活性代谢物是吗啡；需要通过肝酶 CYP2D6 代谢成吗啡；CYP2D6 在 8% 的高加索人中无效，在 1% 的亚洲人中无效；多个 CYP2D6 基因拷贝会增加风险	200 mg 口服	30～60 mg，每日 2～3 次，最大剂量为 240 mg/d
吗啡	IR、CR	活性代谢物在功能损害的肾中积累；剂量较低或使用其他阿片类药物；重度肾功能损害（肌酐清除率 < 10 ml/min）禁用	30 mg 口服	5～20 mg CR 每日 2 次；如果老年人无效，则每日剂量为 30 mg，年轻成年人为 50 mg
羟考酮	IR、CR 和栓剂		15～25 mg 口服	控释剂 5～10 mg 每日 2 次，最高剂量为每日 30 mg，分 3 次服用，可更好地缓解一些疼痛
丁丙诺啡	口服、贴片	阿片受体部分激动剂；中枢神经系统抑制风险较小	0.8 mg 舌下	建议使用贴片；开始时使用 5 mg/h 释放速率，每 3 日更换 1 次；最大剂量为 30 mg/h
芬太尼	贴片	作用时间很短，药效强，贴片持续释放	没有口服制剂	不建议用于骨关节炎治疗
曲马多	IR、CR	类似于血清素和去甲肾上腺素再摄取抑制剂；需要 CYP 2D6 代谢；易受药物相互作用影响；肾功能受损时（肌酐清除率 < 30 ml/min）需要减量	150 mg 口服	始终从 IR 剂型开始；每 4～6 h 口服 50～100 mg；CR 剂型每 12 h 口服 50～200 mg，每日最大剂量为 400 mg（大于 75 岁老年人的最大剂量为 300 mg/d）。与血清素毒性相关的其他药物有血清素毒性的风险
他喷他多	IR、CR	一种去甲肾上腺素再摄取抑制剂；重度肾功能损害（肌酐清除率 < 10 ml/min）者需要减少剂量	75 mg 口服	禁止与不可逆的 MAO 抑制剂合用

* CR，控释，IR，速效

鉴于阿片类药物的风险较大且功效轻微，应非常谨慎地考虑其适宜性，并让患者了解风险。不幸的是，有充分的证据表明，尽管指南建议不要在骨关节炎患者中使用阿片类药物，但仍有过量的阿片类药物处方用于缓解骨关节炎患者的疼痛[24]。只有在所有其他选择都已用尽的情况下，才应考虑开阿片类药物处方。

在考虑阿片类药物之前，应优先考虑对乙酰氨基酚和（或）NSAIDs和（或）关节内皮质类固醇注射和（或）度洛西汀（见下文）和非药物措施。建议定期回顾和重新承诺开具非药物干预措施，因为通常患者未能或未坚持执行这些措施。一个重要的观点是（尤其是对患者来说）随着疼痛变得慢性，制定非药物、循证干预方案以更有效地处理疼痛和功能丧失变得更加重要。同样明显的是，药物选择，尤其是阿片类药物，随着时间的推移，对许多患者的疗效会降低，而且更难减小剂量或停止使用。事实上，在骨关节炎患者停用阿片类药物后，可以获得相当大的益处。因此，阿片类药物处方是骨关节炎疼痛管理中非常重要的一步，需要非常仔细地考虑巨大的潜在成本，而不是院前的最低收益。然而，在骨关节炎患者已经服用阿片类药物的常见情况下，尽管使用了阿片类药物，但仍有持续疼痛的患者当被转诊去接受多学科疼痛管理服务后有明显的益处。这些益处包括减少很大一部分患者的疼痛和阿片类药物剂量率[25]。对骨关节炎患者减少阿片类药物治疗干预措施正在增加，而且可能更成功，这更多地是基于医疗卫生人员和骨关节炎患者所感知的已确定的障碍和促使因素[26]。

疗效。阿片类药物治疗骨关节炎的疗效存在争议，且充其量只能产生很小的效果。由于副作用，人们一直非常担心过度处方和使用剂量过大的问题。在将阿片类药物与非阿片类药品（如扑热息痛、NSAIDs）进行为期12个月的直接比较后，两组之间并没有实质性的差异，但阿片类药物产生的不良事件更多。这项具有影响力的研究结果促使指南降低对阿片类药物使用的支持[27]。然而，Lo（2021）指出，需要进行精心设计的临床试验来测试阿片类药物在非阿片类药物选择失败或不可行的骨关节炎患者中的有效性[28]。美国风湿病学会/关节炎基金会指南继续将阿片类药物列为一种选择，适用于那些无法接受其他选择（包括手术）的患者，尽管它属于"有条件推荐反对"的类别。曲马多是一种"较弱"的阿片类药物，具有5-羟色胺和去甲肾上腺素再摄取抑制剂作用，可能成瘾性较小，根据对骨关节炎患者的多项研究，曲马多是"有条件推荐"的[29]。而最近注册的等效阿片类药物——他喷他多，是一种更有效的μ受体激动剂，具有去甲肾上腺素再摄取抑制剂作用。与曲马多相比，他喷他多仅在严重肾功能损害时才减少剂量，并且不是前药。曲马多需要肝脏中有功能的CYP2D6酶才能代谢为其活性形式，从而使其易受药物-药物相互作用的影响。并非所有人都具有活性酶CYP2D6，有些人由于相关基因的多个拷贝而有额外数量的CYP2D6酶，因此一些患者不会有镇痛作用，而有些患者可能会出现过度效果。尽管如此，目前尚未进行重要的临床对比试验，以比较他喷他多和曲马多的疗效[30]。

最近进行了一项针对18种髋关节和膝关节骨关节炎试验的系统综述和荟萃分析，涵盖了9000多名患者，其中进行了阿片类药物随机对照试验。研究评估了治疗开始后2周、

4 周、8 周和 12 周的疼痛和功能状况。结果显示，阿片类药物对疼痛和功能的改善只有很小的差异［标准化平均差疼痛减轻的最佳结果为 -0.28（95% 置信区间：-0.38 ~ -0.17）］。而更强效的阿片类药物则表现出较差的效果，但更容易引起不良反应[31]。所有阿片类药物治疗骨关节炎的研究都是短期的，只有 3 个月到一年，并且疗效一般。

合理开具阿片类药物的重要原则

- 除非已尝试其他所有骨关节炎治疗方法，否则避免使用阿片类药物。
- 尽可能通过优化其他基于证据的选项，为骨关节炎患者执行阿片类药物处方。
- 如果必须使用阿片类药物：
  - 考虑患者因素、合并症（如肾功能损害）、合并用药（特别是其他中枢神经系统抑制剂）、酒精和其他娱乐性药物使用，并据此给出适当剂量。一般规则是老年人每日需要的剂量约为年轻人的一半。
  - 从速效（IR）制剂的低剂量开始使用。
  - 如有需要，每 2 ~ 3 周逐步增加剂量。不要超过慢性非恶性疼痛的最大建议剂量。
  - 如果治疗有效且安全，转换为控释（CR）制剂。
  - 如果 6 ~ 8 周后疗效不令人满意，同意逐渐减量并停药。
  - 口服治疗和缓释或控释制剂是首选；避免胃肠外途径（静脉注射、肌内注射）给药；如果口服治疗无效，则可以考虑栓剂或局部控释制剂。
  - 组合制剂，例如与抗组胺药、对乙酰氨基酚等合用，是可以接受的，但需注意其可能对中枢神经系统抑制的影响。
  - 定期评估药物的适宜性和安全性，特别是在开始治疗后的几周内。

（四）辅助镇痛药物

抗抑郁药和加巴喷丁类药物常常被用于治疗骨关节炎和脊柱疼痛的患者。这类药物本身不属于镇痛药，但对于一些人来说，它们可以在对乙酰氨基酚 /NSAIDs 无效、禁忌或不能耐受的情况下发挥作用。如果疼痛导致了睡眠障碍、焦虑、情绪低落和神经病理特征，这些药物可能更有价值。它们的价值在于调节中枢神经系统对疼痛的敏感性，但不像使用阿片类药物时那样会产生强烈的、剂量相关的中枢神经系统抑制。

抗抑郁药是全球使用最广泛的药物之一，其使用率正在增加。它们的主要用途是缓解疼痛。三环类抗抑郁药，尤其是阿米替林及其活性代谢产物去甲替林，是长期以来用于治疗神经病理性疼痛的推荐和常用药物[32]。带有选择性 5- 羟色胺-去甲肾上腺素再摄取抑制剂（SNRI）特性的抗抑郁药度洛西汀已被证实是唯一一种在骨关节炎治疗指南中得到支持的抗抑郁药物。这可能反映了药物开发商在骨关节炎研究中的协同努力。因此，NICE 将阿米替林和度洛西汀列为适用于神经病理性疼痛的治疗选项。美国风湿病

学会 / 关节炎基金会和骨关节炎国际研究学会（OARSI）有条件地推荐度洛西汀用于膝关节和髋关节骨关节炎的治疗，但需要注意，该药可能仅适用于广泛性疼痛和（或）伴有情绪低落时[29,33]。

疗效。最近的一项全面的针对膝关节和髋关节骨关节炎的安慰剂对照随机对照试验的荟萃分析和系统综述以疼痛强度和残疾为首要结局，以不良事件为次要结局，随访时间段为 2 周或更短、3 ～ 13 周、3 ～ 12 个月和超过 12 个月[34]。令人惊讶的是，只有 8 项随机对照试验，全部涉及 SNRI 和膝关节骨关节炎，没有超过 3 个月的反应的研究。合并组间评分差异转换为 100 mm 量表发现，SNRI 在 2 周或更短的时间内减轻了疼痛（ -4.66 mm，95% 置信区间：-6.28 ～ -3.04），4 项试验和 1328 名参与者提供了适度确定的证据。从 8 项试验的 1941 名参与者中，SNRI 在 3 ～ 13 周内使患者疼痛减轻（ -9.72，95% 置信区间：-12.75 ～ -6.69）的证据等级较低。残疾的结果类似。总的来说，结果在 100 mm 量表上没有达到临床显著差异的程度（减少 10 mm），尽管作者指出，临床重要效果不能被排除，因为改善的置信区间的下限超过了最小临床显著差异。剂量关系分析在度洛西汀的剂量为 20 mg/d、60 mg/d 或 120 mg/d 之间呈负相关。

不良反应。在针对背痛和骨关节炎的试验中，将超过 4000 名参与者的结果相结合，恶心是最常见的不良事件，SNRI 与安慰剂相比更容易出现不良事件（62.5% *vs.* 49.7%；相对风险 1.23，95% 置信区间：1.16 ～ 1.30；13 个试验，3447 名参与者），但没有严重的不良事件。然而，由于不良事件，导致 SNRI 研究退出者更多（12.4% *vs.* 5.3%；相对风险 2.16，95% 置信区间：1.71 ～ 2.73）。

像其他中枢作用的辅助镇痛药一样，度洛西汀可能会引起嗜睡或反常失眠。血压可能会升高，应定期检查。由于血小板抑制作用，度洛西汀会产生小幅出血风险，同时服用阿司匹林或 NSAIDs 会增加风险。当服用其他增强 5- 羟色胺作用的药物，如曲马多和违禁药物苯丙胺时，存在 5- 羟色胺综合征的风险。与其他抗抑郁药一样，度洛西汀不应该被快速停药，而应该逐渐减少剂量。

其他类抗抑郁药物的试验存在较大的不确定性，无法评估其不良事件和退出率的风险[34]。此外，尽管加巴喷丁和普瑞巴林（加巴喷丁类药物）在缓解疼痛方面被广泛使用，但目前还没有明确的临床试验支持它们在骨关节炎治疗中的使用[35]。最近的一项大规模、独立的随机对照试验表明，普瑞巴林对急性或慢性坐骨神经痛无效[35]。与阿片类药物、苯二氮䓬类药物和其他中枢神经系统抑制剂联用时，加巴喷丁类药物具有成瘾和中枢神经系统抑制的严重风险。加巴喷丁类药物在带状疱疹后神经痛、糖尿病周围神经病变以及某些纤维肌痛患者中有效，但有效性仅占纤维肌痛患者的 10%[36]。骨关节炎患者的个体疼痛经历中可能有纤维肌痛的特征，这可能是考虑谨慎使用加巴喷丁类药物的原因。然而，这些数据强调了对包括加巴喷丁在内的辅助镇痛药物需要进行大规模、有力、独立的临床随机对照试验，以测试它们在精选患者中的有效性，以治疗骨关节炎。美国风湿病学会 / 关节炎基金会的指南指出，任何辅助镇痛药物都可以合理地开方给骨关节炎患者，以帮助他们进行疼痛管理。

四、局部治疗

（一）辣椒素

这种来自辣椒的药物能够使外周痛觉感受器或者伤害感受器失活。市面上有两种常见的辣椒素乳膏或软膏，0.5% 或 0.1% 的辣椒素。有证据表明，其能够适度但显著减轻疼痛，效果相当于使用局部非甾体抗炎药[37]。使用时可能会有些疼痛，与辣椒的作用一致。这种治疗方法被有条件地推荐用于膝关节骨关节炎的治疗[29, 38]。

（二）局部非甾体抗炎药

局部非甾体抗炎药（如乳膏、溶液、喷雾、贴片）在治疗骨关节炎中比安慰剂更有效，与口服非甾体抗炎药一样有效，但其效应规模只比最小临床有效效应规模略高[36, 39]。它们的全身吸收很低，因此安全性更高。这对于老年人特别有用，他们更容易因口服非甾体抗炎药治疗而面临高血压恶化、心肌梗死和卒中、肾功能损害以及心力衰竭复发等风险。这种药物的使用更可能是间歇性的，根据需要进行止痛，这也是一种安全特性。

五、关节内治疗

由于口服药物的全身性作用引起了个体的关注，关节内治疗被认为是一种有吸引力的选择，特别是对于症状性单关节炎或寡关节型关节炎患者。目前可用的治疗方法主要是皮质类固醇和透明质酸制剂，但其他药物如 PRP 和干细胞治疗也已经在商业上应用。除皮质类固醇外，大多数注射疗法对患者的经济负担很高。根据当前的骨关节炎管理指南，关节内治疗不是一线治疗选项，而是在所有其他药物治疗无效或禁忌的情况下作为最后的非手术选择。

由于这是一种侵入性的操作，关节内注射应该始终由训练有素的医生或健康专业人士在无菌条件下进行，采用无菌技术以减少感染风险。可以利用超声来引导注射，特别是在难以接触的关节部位。

（一）皮质类固醇

作用机制。皮质类固醇被用于广泛的医疗状况，特别是炎症性疾病。皮质类固醇具有抗炎和免疫抑制作用，作用于炎症细胞，影响免疫反应。

多种皮质类固醇制剂可供选择。醋酸甲泼尼龙、地塞米松磷酸钠、曲安奈德、曲安奈德缓释剂、醋酸倍他米松和倍他米松磷酸钠。没有任何一种制剂在临床有效性方面具有优越性。

疗效。Cochrane 系统综述关于关节内皮质类固醇的研究表明，在个体中，对于疼痛和功能，其效果可持续 2 周，对皮质类固醇注射研究结果的荟萃分析显示，其短期减轻疼痛的效应大小为 0.72（95% 置信区间：0.42 ～ 1.01），在第 6 周时为 0.2（95% 置信区间：2 ～ 11）[40]。因此，不建议常规使用关节内皮质类固醇，因为其效果持续时间短。此外，现在越来越多的证据表明，其反复使用可能会加速骨关节炎的进展。在 OARSI 良好临床实践声明中，有条件地推荐膝关节骨关节炎个体使用关节内皮质类固醇治疗[33]。可以考虑在出现关节积液和局部炎症的急性骨关节炎恶化个体中使用，尤其在有其他侵入性的治疗禁忌或失败的风险时[41-42]。

不良反应。可能的副作用包括感染。风险估计非常低，但根据研究的不同，变化很大，范围为 0.0 002% ～ 0.035%[43]。注射后可能会出现注射部位反应，通常在注射后 6 ～ 12 h 内发生，急性肿胀和疼痛突然发生，通常在 3 天内自行缓解。

（二）透明质酸制剂

作用机制。透明质酸（hyaluronic acid，HA）或透明质酸盐是一种天然的多糖（糖胺聚糖），是软骨和滑液的组成成分。它由滑液细胞、成纤维细胞和软骨细胞合成。它增强了滑液的黏度和弹性，使其能够充当减震器或润滑剂。在骨关节炎患者的关节中，HA 的功能和浓度降低，因此使用关节内透明质酸的概念是为了恢复骨关节炎关节的黏弹性能。此外，它还可能具有镇痛、抗炎和软骨保护作用，对滑膜和关节软骨产生积极影响[44-45]。

"黏多糖补充剂"这个术语通常用于描述关节内 HA 注射。HA 通常从动物组织（如鸡冠）中提取或通过细菌发酵制备。有多种关节内透明质酸产品可用：Hyalan GF-20（Synvisc One、Synvisc）、透明质酸钠（Hyalgan、Supartz/Durolane、Gel-syn、Euflexxa）和高分子量透明质酸（Orthovisc）。

疗效。目前有关治疗疗效以及成本效益的争议仍在持续。多项研究调查了各种 HA 制剂的有效性，呈现轻微的统计学正效应，但是存在试验质量、发表偏倚以及临床意义不清等问题。在双盲试验中，相比没有安慰剂效应控制的试验，显示出的效果仅有 29%，疼痛的最小重要差异（MID）为 152%。因此，这些注射的效果并不足以显示临床相关性[46]。此外，单次注射似乎提供与多次注射类似的结果[47]。

关节内注射 HA 可能对疼痛在治疗 12 周及之后有益，并具有合理的长期安全性，但国际指南对其使用的建议不一。OARSI 指南仅在其他证据水平更高的药物已无效或禁忌时，有条件地推荐关节内注射 HA 治疗膝关节骨关节炎患者[33]，而美国整形外科医师学会的临床实践指南则对其使用持完全否定态度[48-49]。

不良反应。可能的轻微不良反应包括注射部位疼痛和皮肤反应、局部关节疼痛和肿胀[50]。报道过的更严重的副作用包括假性脓毒症反应或结晶性关节炎的急性反应。尽管罕见，但真正的关节感染在任何关节内注射中都存在风险，也有报道称使用 HA 制剂会引起关节感染[51-53]。

（三）富血小板血浆

富血小板血浆（platelet-rich plasma，PRP）是一种血液制品，通过从个体抽取少量血液后离心制备高度浓缩的血小板制剂，然后注入关节。存在多种制备PRP的方法，但对于最佳方法存在争议。

作用机制。尽管其作用机制尚不完全清楚，但人们认为血小板会脱颗粒释放一种组合生长因子和分子，这些生长因子和分子可以介导间充质干细胞的增殖，以及增加关节中基质合成和胶原形成[54-55]。

疗效。PRP通常被认为是一种安全的治疗方法，可以提供长达12个月的症状改善。然而，迄今为止，在髋关节和膝关节骨关节炎的随机对照试验中，大多数与PRP相比的是其他类型的关节内注射治疗（如类固醇或透明质酸），这些研究的方法学质量低至中等，且PRP的方案各不相同[55]。此外，大多数临床试验未评估PRP的关节结构性改善益处，以验证其所提出的潜在关节结构性改善益处。最近对踝关节和膝关节骨关节炎中PRP的高质量证据并未显示与安慰剂有差异[56-57]。

目前，尽管PRP在商业上可用，但并不建议在骨关节炎治疗中使用[33]。

（四）干细胞治疗

作用机制。干细胞是一种前体细胞，具有自我更新、扩增和分化成为特定人体组织细胞的能力，可以替代老化或受损细胞。间充质干细胞（mesenchymal stem cells，MSCs）是结缔组织细胞，可从多种人体组织中分离出来，包括骨骼肌、脂肪组织和血液。它们被认为是产生软骨、骨骼和脂肪组织的所有成熟细胞的来源[54]。MSCs在骨关节炎患者关节和相邻骨髓病变中积累，表明它们可能在关节病理反应中发挥作用，且原生MSCs的再生功能可能在骨关节炎中受损或丧失[58]。

MSCs通常从个体自身组织中采集（自体MSCs），通常是通过骨髓或脂肪组织抽吸采集，但是来自异体的MSCs商业制备（异基因MSCs）也越来越多。经过实验室制备后，干细胞被直接注入骨关节炎患者的关节中。

干细胞治疗在缓解骨关节炎症状方面的机制仍不清楚。研究认为，将足够量的干细胞注入骨关节炎患者的关节可以通过以下方式改善关节结构、功能和疼痛，恢复软骨体积的损失，通过分泌生长因子和其他修复细胞增强自然修复机制，以及通过免疫调节影响潜在的炎症过程[59-60]。注入的MSCs的行为和其是否在关节内注射后仍能保持存活和产生预期效果存在不确定性。

疗效。一项关于随机对照试验的系统综述证明，与对照治疗相比，自体MSCs在患者报告的结果和疾病严重程度方面具有积极的影响，但由于大多数试验中存在高偏倚风险，这些证据的可靠性较低[61]。

尽管干细胞治疗是治疗骨关节炎的潜在选择，但目前对其疗效的科学证据水平较低，不仅仅是对于症状控制的证据，还包括改善关节结构的益处。根据OARSI骨关节炎治疗指南，干细胞治疗并不被推荐使用[55]。

（五）葡萄糖增生疗法

作用机制。高渗葡萄糖注射或增生疗法是一种将D-葡萄糖（一种糖形式）溶解在与局部麻醉剂混合的水中注射的治疗肌肉骨骼疼痛的方法。几十年来，它已经被用于治疗肌肉骨骼疼痛，例如注射到肌腱、韧带或关节中。目前还不太清楚增生疗法的作用机制，但人们认为注射刺激性溶液会引起局部炎症反应，导致组织增生和重塑，从而促进愈合过程[62]。

疗效。系统综述和荟萃分析表明，高渗葡萄糖注射疗法对缓解骨关节炎疼痛和改善功能有潜在益处，但现有的研究质量较低，存在高风险偏倚，并且大多数研究将高渗葡萄糖注射疗法与另一种有争议的关节内注射疗法或介入性治疗（如射频治疗）进行比较[63-65]。在2019年美国风湿病学会/关节炎基金会关于手部关节、髋关节和膝关节骨关节炎管理的指南中，建议不要在膝关节骨关节炎患者中使用葡萄糖注射疗法[66]。同样，OARSI指南强烈建议不要使用葡萄糖注射疗法，因为目前的证据质量极低[33]。在推荐使用该疗法之前，需要进一步进行高质量的研究。

要点

- 关节内疗法应该在一线药物治疗无法缓解疼痛和改善功能，或者患者因合并其他疾病不适合用药的情况下使用。
- 关节内皮质类固醇疗法的疗效持续时间短，可以用于急性骨关节炎发作时关节肿胀、积液和发热等情况。
- 关节内透明质酸注射的疗效在不同的试验中表现不一。只有在其他药物治疗失败后才考虑使用。
- 关节内注射治疗都存在关节感染的风险，但这是一种罕见的并发症。
- 鉴于现有的科学证据，不推荐使用PRP、干细胞注射和葡萄糖增生治疗。

六、膳食补充剂/营养补充剂

（一）硫酸氨基葡萄糖

作用机制。氨基葡萄糖是西方世界中最常用的骨关节炎辅助治疗产品之一。它通常来源于磨碎的贝壳或加工后的谷物。氨基葡萄糖是一种氨基单糖，是软骨基质和滑液中的一种天然成分。在体外，向软骨细胞培养基中加入氨基葡萄糖可以增加聚集蛋白聚糖合成，这对于软骨基质的功能是必要的。

疗效。关于氨基葡萄糖的证据存在争议，一些研究显示其与安慰剂相比有一定的正面效果。硫酸盐与盐酸盐，哪种形式更优尚存争议。这种差异可能是由现有研究的异质性和研究设计的充分性所致。随着时间的推移，随着研究质量的不断提高，氨基葡萄糖的报告效应值已经降低。疼痛的效应大小范围可以从 0.17（95% 置信区间：0.05 ～ 0.28）到 0.47（95% 置信区间：0.23 ～ 0.72）[67-68]。OARSI 和 NICE 的指南强调了口服氨基葡萄糖在缓解骨关节炎症状或疾病修复方面缺乏证据和支持[69]。

（二）软骨素

硫酸软骨素是一种天然的糖胺聚糖，存在于软骨和细胞外基质中。它通常是由牛或鲨鱼软骨制成的。

疗效。与氨基葡萄糖类似，关于硫酸软骨素的证据也是不一致的，试验结果差异显著。更高质量的研究并未揭示显著的临床益处[70-71]。软骨素对疼痛的估计效应范围为 0.13（95% 置信区间：0.00 ～ 0.27）至 0.75（95% 置信区间：0.50 ～ 0.99）[72-73]。

商业上，软骨素和氨基葡萄糖通常被合并成一种补充剂。然而，联合治疗在减轻疼痛或改善功能方面并未表现出优于安慰剂的效果，尽管在 2 年后观察到了明显但小幅的"关节间隙变窄"减少[74-75]。

（三）鱼油 / 磷虾油

鱼油补充剂可以是胶囊或液体形式。它是从富含脂肪的鱼类组织中提取出来的，如金枪鱼、鲱鱼、凤尾鱼和鲭鱼。不同品牌的鱼油含有不同量的总 ω-3 脂肪酸和二十碳五烯酸（EPA）与二十二碳六烯酸（DPA）。EPA 和 DHA 减少了环氧合酶 ω-6 脂肪酸代谢物前列腺素 E_2（NSAIDs 的靶点）的合成。EPA 和 DHA 也是 E-分解蛋白和 D-分解蛋白的前体，可以抑制炎症细胞因子的产生[76]。鱼油的主要副作用是与胃肠相关的，包括口臭、反流、恶心到腹泻或便秘。它可能与影响血液凝固的药物相互作用。

磷虾油是由一种外形类似对虾 / 虾的小型甲壳类生物（超级磷虾）制成的。它含有高浓度的 EPA 和 DHA，但其化学结构与鱼油不同（是磷脂，而不是三酰甘油或脂肪酸乙酯）。磷虾油的生物利用度比鱼油更好[77]。在动物模型中，磷虾油已被证明具有抗炎作用。

观察性数据表明，饮食来源的 ω-6 和 ω-3 多不饱和脂肪酸可能对滑膜炎和软骨损伤有益[78]。一项最初于 1992 年进行的随机对照试验显示，服用鳕鱼肝油（10 ml，含 786 mg EPA）的患者与服用安慰剂（橄榄油）的患者相比没有明显的益处[79]。一项 2016 年的研究评估了低剂量鱼油（鱼油和葵花籽油的组合）与高剂量鱼油（4.5 mg ω-3 脂肪酸），在关节炎疼痛和功能方面，两组患者均表现出益处[76]。两项关于磷虾油在骨关节炎方面的随机对照试验表明，每日摄入磷虾油可有效缓解关节疼痛、改善功能和减轻僵硬症状，但研究质量有限[80-81]。然而，最近一项关于所有海洋生物油的随机试验的系统综述和荟萃分析表明，在风湿性关节炎患者中看到了显著的效果［标准化平均差（SMD）－0.24，95% 置信区间：－0.42 ～－0.07］，但在骨关节炎患者中并没有看到这种效果（－0.17，95% 置信区间：－0.57 ～ 0.24）[82]。

（四）维生素 D

维生素 D 是维护骨骼健康的常规补充物，特别是在预防骨质流失和增加骨量方面。它可以通过食物（如蘑菇和富含脂肪的鱼类）或皮肤暴露于紫外线 B 来获得。虽然维生素 D 在骨质疏松症领域的证据研究很充分，但在关节炎的保护作用方面却不太清楚。大多数关节炎试验没有显示出维生素 D 补充对关节疼痛有改善作用[70]，同时也没有影像学方面的改善[83]。

（五）维生素 K

维生素 K 是人体必需的微量营养素，对几种蛋白质的正常功能起着关键作用。它分为维生素 K_1 和 K_2。维生素 K_1 存在于植物性食物中，而维生素 K_2 存在于乳制品和肉类中。

维生素 K 是 γ- 谷氨酰羧化酶的辅因子，该酶在激活含有具负向调节钙化作用的蛋白质 γ- 羧基谷氨酸（gla）方面发挥重要作用。因此，系统中维生素 K 的状况可能与软骨钙化有关，而软骨钙化在骨关节炎的发病机制中起着重要作用。机制研究表明，维生素 K 激活基质 gla 蛋白，抑制骨形态发生蛋白介导的软骨钙化[84]。对社区居民的研究表明，维生素 K_1 极度缺乏的人更容易出现关节软骨和半月板损伤的进展[85]，而维生素 K 拮抗剂抗凝药物被证明与髋关节和膝关节骨关节炎的发病率和进展风险增加相关[86]。临床试验的证据有限，因此目前不推荐使用维生素 K 补充剂，但这可能是一个值得进一步研究的领域。

（六）鳄梨大豆非皂化物

鳄梨大豆非皂化物（avocado soybean unsaponifiables，ASU）是一种植物提取物，将 1/3 的牛油果油的非皂化物与 2/3 的大豆油结合在一起。它被认为具有抑制 IL-1（一种在免疫和炎症反应调节中起核心作用的细胞因子）的作用，在关节软骨细胞培养中具有刺激胶原蛋白合成的作用，并对软骨下成骨细胞具有潜在作用[87]。

2008 年的一项系统综述和荟萃分析将 ASU 与口服安慰剂进行比较，共涉及了 644 名膝关节和髋关节骨关节炎的患者，结果显示 ASU 在减轻疼痛方面略有益处，其中膝关节骨关节炎的益处更为明显[88]。另一项系统综述表明，在短期内使用 ASU 的剂量为 300 mg/d 或 600 mg/d 可以对膝关节和髋关节骨关节炎产生中等效应，但高质量的证据未表明长期症状或结构改善[70]。

（七）胶原蛋白

胶原蛋白是一种营养补充剂，由动物或鱼类原料制成。它富含氨基酸，在合成关节软骨中起重要作用，可能具有抗炎作用，并通过促进蛋白聚糖和 Ⅱ 型胶原的合成来减少软骨退化[89]。胶原蛋白衍生物包括胶原水解物、明胶和未变性胶原。

一项对胶原蛋白不同衍生物的系统综述发现，与安慰剂相比，胶原蛋白水解物能够减轻疼痛；然而，其他衍生物未显示出显著改善[90]。目前还没有足够的证据来推荐在骨关节炎患者中广泛使用胶原蛋白水解物。需要更多独立的高质量研究来确认其治疗效果。

（八）甲基磺酰甲烷

甲基磺酰甲烷（methylsulfonylmethane，MSM）是一种天然的有机硫化合物。它有多种名称，包括甲基磺酮、二甲基磺酮、磺酰基双甲烷或结晶二甲基亚砜。它在体外可能的作用机制包括抑制转录因子，如核因子 κ - 轻链–增强激活 B 细胞（NF-κB），NF-κB 被认为是一种促炎症的信号通路。通过抑制 NF-κB，可以导致 IL-1、IL-6 和肿瘤坏死因子 -α 的 mRNA 下调，同时减少诱导型一氧化氮合酶（iNOS）和环氧合酶 -2 的表达。因此，血管扩张剂（如一氧化氮和前列腺素）的生成减少[91]。

一项系统综述显示 MSM 对缓解疼痛和改善功能有一定的疗效，但必须注意的是证据的质量较差[70]。目前，MSM 的最佳剂量尚不清楚，一些可能的副作用包括轻度胃肠道不适。

（九）姜黄素

姜黄素（curcuma longa）是一种与生姜根相关的植物的香料，几个世纪以来一直在印度、中国和传统东方医学中用于炎症性疾病的治疗。姜黄根部含有多种成分，其中多酚类物质姜黄素（二乙基甲烷）是其主要活性成分。姜黄和姜黄素可以改变 NF-κB 信号通路、促炎性细胞因子（如白细胞介素）的生成、磷脂酶 A_2、COX-2 和 5-脂氧合酶活性[92]。此外，姜黄素还可以调节参与能量代谢的各种转录因子的表达。

其中一个问题是，大多数药代动力学和药效学研究表明，姜黄素吸收和生物利用度差。因此，已经开发了包括纳米粒子、脂质体、微粒和磷脂复合物在内的多种配方。

潜在的不良反应包括轻微的胃肠道症状，但由于它可能具有抗凝作用，因此可能与血液稀释药物产生相互作用，需要进行评估。

研究表明，姜黄及其成分对于骨关节炎有益，其中关于姜黄素的系统综述和荟萃分析显示，在骨关节炎患者中具有很大的临床意义。但是证据的质量较低（SMD：-1.19，95% 置信区间：-1.93 ～ -0.4）。另一项评估 8 项 RCT 的研究显示，在与安慰剂相比较时，有 3 项 RCT 显示疼痛有所缓解（平均差：-2.04，95% 置信区间：-2.85 ～ -1.24），而有 5 项研究显示姜黄 / 姜黄素与 NSAIDs 等止痛药物相比，在缓解疼痛方面没有显著差异[93]。

（十）乳香

乳香（boswellia serrata）提取物是从乳香树的树脂中分离出来的。它在印度的传统阿育吠陀医学中已经使用了几个世纪。乳香酸是乳香中的有效成分，当前的研究表明，3-O- 乙酰基 -11- 酮 -β - 乳香酸（AKBA）是一种具有强烈药理活性的乳香酸。AKBA 对 5- 脂氧合酶具有强大的抑制作用。轻微副作用包括恶心、头痛、腹痛、腹泻、发热和全身乏力。对三项研究的系统综述显示，乳香提取物对于缓解疼痛具有重要的临床治疗效果，标准化平均差为 -1.61（95% 置信区间：$-2.10 \sim -1.13$）[70]。但是必须注意到证据的质量较低。另一项包括 545 名参与者的系统综述和荟萃分析显示，乳香提取物具有缓解疼痛和改善功能的潜力。VAS 疼痛加权平均差（WMD）为 -8.33（95% 置信区间：$-11.19 \sim -5.46$）；WOMAC 骨关节炎指数疼痛 WMD 为 -14.22（95% 置信区间：$-22.34 \sim -6.09$），同时还改善了关节僵硬和功能[94]。根据当前的证据，推荐治疗持续时间为 4 周，每天至少服用 $100 \sim 250$ mg 的乳香提取物。需要进行更多双盲、大样本量的随机对照试验来确认迄今为止的研究结果。

（十一）碧萝芷

碧萝芷（pycnogenol）是从法国海岸松树皮中提取的一种提取物，它由多酚浓缩物组成，主要成分包括原花青素、檀香素、儿茶素和酚酸[95]。据认为，它通过抑制基质金属蛋白酶（MMPs）发挥抗炎作用。

3 项研究调查了每日使用 50 mg 碧萝芷 $2 \sim 3$ 次的效果，在缓解疼痛和改善残疾方面，碧萝芷具有显著和具有临床意义的作用（SMD -1.21，95% 置信区间：$-1.53 \sim -0.89$）[70]。这 3 项研究的证据质量被认为是中等的。此外，没有报道任何副作用或严重的不良事件。需要进行更多的研究，并招募更多的参与者来证实这些有益的作用。

要点

- 当前的证据和骨关节炎指南并不支持广泛使用氨基葡萄糖、软骨素和鱼油 / 磷虾油来治疗骨关节炎。
- 有限的证据支持使用姜黄 / 姜黄素、甲基磺酰甲烷、乳香提取物和碧萝芷（pycnogenol）。
- 不应将补充剂 / 营养品作为治疗骨关节炎的唯一药物。应与患有骨关节炎的个体沟通和讨论其他证据更高的非药物 / 药物治疗方法。

七、实验性治疗方法

目前还有一些其他药物正在研究中，这些药物被称为疾病修饰性骨关节炎药物或结构修饰性骨关节炎药物。随着对骨关节炎发病机制的进一步了解，研究人员开始开发针对骨关节炎炎症、软骨降解和合成等不同方面通路的药物［例如：基质金属蛋白酶、成纤维细胞生长因子、无翼型 / 整合蛋白（Wnt）信号传导通路等细胞信号传导通路］。

有一些已经注册的用于除骨关节炎以外的其他病症的药物，被提议用作骨关节炎的药物治疗。适用于 RA 的药物，如甲氨蝶呤和羟氯喹，已在骨关节炎中进行了测试。目前指南强烈建议不使用这两种药物[29]。同样，用于痛风发作的秋水仙碱也没有得到证据或指南的支持。治疗骨质疏松症的双磷酸盐指南不推荐，RA 生物治疗药物如肿瘤坏死因子抑制剂或 IL-1 受体拮抗剂也不推荐[29]。

神经生长因子（NGF）对于感觉神经元的生长和维护是必要的。他尼珠单抗是一种人源化单克隆抗体，可抑制 NGF，并已证明可减轻膝关节和髋关节骨关节炎的疼痛[96]，这引起了人们对骨关节炎疾病修饰药物的期待。然而，一些患者表现出快速进展的骨关节炎，需要早期行关节置换手术[96-97]。精心选择无快速进展风险因素的参与者作为研究对象，使用更低剂量的他尼珠单抗，排除 NSAIDs 的同时使用，与安慰剂相比，可显著减轻疼痛。然而，关节置换率的增加与使用他尼珠单抗的剂量相关[98]。令人兴奋的是，他尼珠单抗的疼痛缓解作用明显优于 NSAIDs 或安慰剂。对于认为快速进展和早期关节置换手术风险是可以接受的个体，这种皮下给药的药物似乎有一定的应用价值[99]。然而，辉瑞和礼来公司已于 2021 年底停止了他尼珠单抗的研发，因为该药物在美国和欧洲遭到了监管机构的拒绝。不幸的是，这似乎是这个有前途的骨关节炎治疗方向的"终结"。

迄今为止，还没有药物被监管机构批准用于逆转骨关节炎的疾病进程。

八、结语

药物治疗是非手术治疗骨关节炎的重要方面。然而，需要合理开具处方，因人而异，减少潜在的副作用。包括用药在内，患者教育仍然是所有骨关节炎管理的关键方面。表 8.3 突出了本章详细介绍的一些可用药物，重点介绍了主要的安全问题和药物的疗效。

除了本章外，还有多个国际骨关节炎管理指南 / 建议可供参考，表 8.4 总结了这些基于指南的推荐强度。

表 8.3 骨关节炎药物治疗的目的和主要安全问题的总结

药物	目的	作用机制	副作用
对乙酰氨基酚	轻度到中度疼痛缓解	抑制 COX-2 活性和前列腺素合成	肝毒性；短暂的肝酶升高
非甾体抗炎药（NSAIDs）	轻度到中度疼痛缓解和抗炎作用	抑制环氧合酶和前列腺素合成；抑制 COX-1 和 COX-2 活性	消化道并发症、肾脏疾病和不良心血管事件
阿片类镇痛剂	缓解疼痛	抑制中枢神经系统中的疼痛通路	恶心、呕吐、头痛、便秘、疲劳和嗜睡
5-羟色胺-去甲肾上腺素再摄取抑制剂（SNRIs）	抑郁症和情绪障碍的治疗	抑制 5-羟色胺-去甲肾上腺素再摄取	疲劳和嗜睡；消化道问题
关节内注射皮质类固醇	缓解中度到重度疼痛和炎症	下调炎性蛋白基因表达；降低炎性标志物和细胞因子	注射后疼痛和灼热感；化脓性关节炎；可能出现罕见的 Tachon 综合征
关节内注射透明质酸	缓解疼痛	可能恢复黏弹性特性；可能具有镇痛、抗炎和软骨保护作用	注射后疼痛和关节红肿；化脓性关节炎

表8.4 NICE、美国骨科医师学会（AAOS）、国际骨关节炎研究学会（OARSI）、美国风湿病学会（ACR）和欧洲骨质疏松症、骨关节炎和肌肉骨骼疾病临床与经济学会（ESCEO）针对骨关节炎的指南的药物推荐总结

组织	对乙酰氨基酚	口服非选择性 NSAIDs	口服 NSAIDs（COX-2 抑制剂）	局部非甾体抗炎药	外用辣椒素	曲马多	阿片类药物	度洛西汀	氨基葡萄糖	软骨素	鱼油	维生素 D	关节内皮质类固醇	关节内 HA	富血小板血浆	干细胞胞注射
NICE 2014* （update 2020）	R	R	R	R	R	R	R		NR	NR			R	NR		
AAOS 2021#	S	S	S	S		S	S		L	L		L	M	NR-M	L	
OARSI 2019 （膝关节、髋关节、多关节）^	4A/B	1B	1B	1A	4B	4A	4A	3 （多关节）	4A	4A	4A	4A	1B	2		
ACR 2019 （手部关节、膝关节 & 髋关节）&	CR	SR		SR（膝关节） CR（手部关节）	DR（膝关节） CRA（手部关节）	CRA	CRA	CR	SRA	CRA（手部关节） SRA（膝/髋关节）	CRA	CRA	CR	CRA（手部/膝关节） SRA（hip）	SRA	SRA
ESCEO 2019§	WR	SR	SR	SR		WR	WR	WR	SR	SR			WR	WR		

* NICE 建议基于证据分级和正式共识推荐（R）治疗。

AAOS 推荐等级：强（S，高质量证据），中等（M，中等质量证据），有限（L，低质量证据），不确定（I）或共识（C）。NR =不推荐。

^ OARSI 推荐等级别：1A 级≥75% "赞成" 和＞50% "强" 推荐；1B 级≥75% "赞成"；4A 级≥75% "反对" 和＞50% "有条件" 推荐；4B 级 60%～74% "赞成"；3 级 60%～74% "赞成"；2 级 60%～74% "赞成"；3 级 40%～59% "赞成"；4A 级≥75% "反对" 和＞50% "有条件" 反对。

& ACR 推荐等级：强推荐（SR）需要高质量的证据和理想及不理想的治疗效果之间的大梯度差异。有条件推荐（CR）是基于缺乏高质量的证据和（或）证据之间的理想及不理想的治疗效果之间的小梯度差异。CRA =有条件推荐反对。SRA =强推荐反对。

§ ESCEO 推荐等级："强推荐"（SR）、"弱推荐"（WR）、"强推荐反对"（WRA）、"强推荐反对"（SRA）。

■ 强推荐 ■ 有条件推荐 ■ 有条件推荐反对 ■ 强反对 ■ 不确定

参考文献请扫描书末二维码

第九章

骨关节炎的手术治疗

Peter F.M. Choong | Michelle M. Dowsey

李宇晟 译 叶海程 校

临床实践要点和证据总结

- 对于经过适当筛选的终末期骨关节炎患者，全关节置换术是一种临床有效且成本效益高的治疗方式。
- 患者报告的术前预后因素可作为全关节置换术的手术指征。
- 心理健康、身体活动和骨关节炎Kellgren-Lawrence分级是影响全关节

置换术结局的重要决定因素。
- 体重指数（BMI）控制是全关节置换术并发症或者手术需求情况变化的重要驱动因素。
- 患者宣教和医生−患者的手术期望一致性对于全关节置换手术决策的形成很重要。

　　骨关节炎存在的时间通常比症状持续的时间更长，并且一系列症状（疼痛、不适、僵硬、功能丧失）和体征（肿胀、活动范围减少、畸形）可能与疾病的严重程度不一致。通常情况下，在症状需要医疗关注之前，患者的关节X线片会出现明显的改变（图9.1）。有时，非常局限的骨关节炎区域可能会导致严重的疼痛和残疾（图9.2）。骨关节炎表征与严重程度、疼痛波动和残疾之间缺乏一致性，可能导致过度治疗或治疗不足[1-2]。本章回顾了手术在管理终末期骨关节炎中的作用。

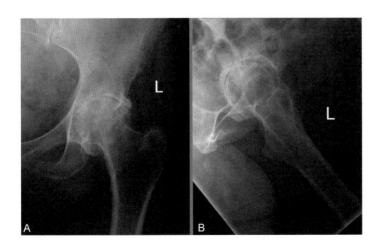

图9.1 左髋关节正位（**A**）和侧位（**B**）X线片显示终末期骨关节炎

图 9.2 膝关节内、外侧疼痛患者。（A）X 线正位显示内侧关节间隙变窄。（B）外侧间室（箭头）局部关节软骨全层丧失和股骨内侧髁（虚线箭头）负重面关节软骨完全丧失

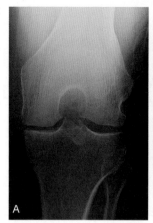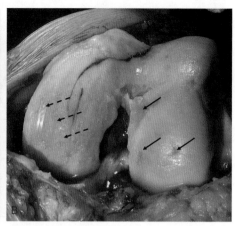

一、手术指征

严重的终末期骨关节炎管理现已成熟，手术是许多患者的共同终点。骨关节炎手术决策通常在病情严重影响人们的生活质量且其他非手术控制症状方法无效或不宜进行时考虑。例如，那些患有骨关节炎并且已经通过关节和肢体锻炼、体重控制、口服镇痛药和皮质类固醇关节注射治疗，但所有的措施现阶段都无法控制持续性、进行性关节疼痛的患者，或者那些首次便出现明显骨关节炎症状和功能障碍且任何非手术治疗的尝试都可能被认为是无效的患者（图 9.3）。

尽管全关节置换术等手术的性质已经明确，但支持髋、膝关节置换术评定标准的证据仍存在争议[3]，目前仍在进行重要努力以改进当前的临床实践[4-8]。

尽管如此，现在大多数外科医生在提出手术建议时都会考虑疼痛、功能、影像学改变、保守治疗失败和伴有的合并症等因素。符合手术标准的患者应该表现出明显的骨关节炎症状、患侧关节畸形或功能丧失，以及重度骨关节炎的影像学特征。已有研究报道，全关节置换术的结局与 Kellgren-Lawrence 分级（KL 分级）[11]（图 9.4）所评估的骨关节炎的严重程度密切相关[9-10]。具体而言，髋关节 KL 分级低于 4 级[10]，膝关节 KL 分级低于 3 级[9]的患者行全关节置换术的术后预后较差，这表明在考虑全关节置换术之前，我

图 9.3 首次出现左腹股沟和大腿的明显疼痛并伴有髋关节僵硬跛行的患者。髋关节和骨盆的正位 X 线片显示左髋关节重度骨关节炎

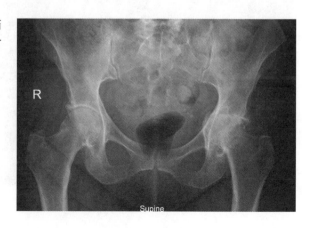

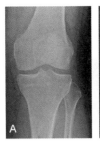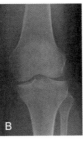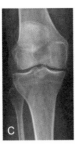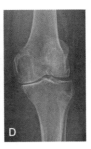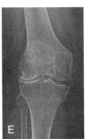

图 9.4 骨关节炎的 Kellgren-Lawrence 分级。（**A**）0 级（无）：没有骨关节炎的影像学特征。（**B**）1 级（可疑）：可疑的关节间隙狭窄和可能的骨赘形成。（**C**）2 级（轻度）：明显骨赘和可能的关节间隙狭窄。（**D**）3 级（中度）：中度多发性骨赘，关节间隙明显狭窄，软骨下骨硬化，可能的关节畸形。（**E**）4 级（严重）：大量骨赘，关节间隙明显狭窄，严重硬化，明显的关节畸形

们要充分评估患肢骨关节炎的严重程度。需要注意的是，骨关节炎的疼痛与结构变化之间的关系既不稳定也非线性，故不能单独将骨关节炎疼痛视为手术的驱动因素[12]。因此，在决定手术部位时，应始终将疼痛与其他症状以及重度骨关节炎情况一起考虑。

手术时机应该是患者具有明显疼痛或功能受限，并且对生活质量造成影响的时候。例如，关节疼痛造成患者睡眠紊乱，无法从事简单的身体活动，包括从椅子或马桶上站起来、爬楼梯、或因严重的行走受限（即使是短距离）而滞留在家中[4, 13]。

并存同侧肢体感染和未治愈的全身脓毒症是初次关节置换的绝对禁忌证。相对禁忌证则包括：患侧关节相关症状的产生原因存在争议，存在可能使患者不能耐受麻醉或手术的内科或精神合并症，以及患者犹豫是否手术治疗。

二、骨关节炎的手术选择

骨关节炎有好几种常见的外科手术治疗方式。选择何种手术方式取决于多种因素，包括年龄、疾病的严重程度、发生骨关节炎的关节，以及骨关节炎影响生活质量的方式。骨关节炎的手术方式取决于哪个关节（髋关节或膝关节）以及关节的哪个部分受累。

手术可以用人工关节来替换病变的关节（关节置换）。关节置换的目的是永久性替换关节来缓解症状并恢复正常功能。迄今为止，关节置换是手术治疗终末期骨关节炎最常见的方法。10 年、15 年和 20 年无翻修假体的总存活率估计分别为 5%、6% 和 10%[14]。手术也可以将机械力从关节的病变部分转移到关节的更正常区域（截骨术）。截骨术通过将作用于患病区域的力量重新转移到其他部位来缓解症状，其目的是减缓骨关节炎的进展。在这一点上，截骨术被视为是年轻骨关节炎患者的暂时性手术。

三、髋关节骨关节炎的手术方式

（一）全髋关节置换术

全髋关节置换术是指将髋关节的天然球窝关节结构置换成人工髋关节（图 9.5）。通

图 **9.5** 全髋关节置换术中，（**A**）关节炎关节被（**B**）髋臼、股骨头和股骨干假体替换

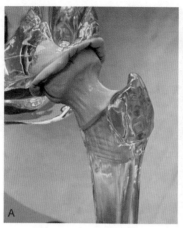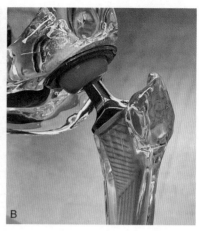

过各种不同的手术入路（前入路、后入路、外侧入路和髋臼上入路）（图 9.6）来显露髋关节，并修整髋臼表面以容纳金属杯，然后将金属杯置入。随后，将一个由聚乙烯或陶瓷制成的内衬固定在金属杯中，这形成了球窝的支承面。有时，直接将一体式聚乙烯球窝通过骨水泥固定在髋臼表面，而不是使用模块化的金属和聚乙烯组件（图 9.7A）。如果是高龄患者，则可以选择这种手术方式。人工髋关节的股骨头部件固定在沿着股骨干放置的金属假体柄上。金属柄可以用水泥固定在髓腔中，也可以在没有水泥的情况下压配固定。当骨量足以支持骨骼时，通常考虑无骨水泥压配固定，多见于较年轻的患者（＜ 65 岁）（图 9.7B）。髓腔内的骨长入假体表面，并与假体表面紧密结合提供生物性固定。

全髋关节置换术在具备手术指征时是治疗终末期髋关节骨关节炎的一种非常有效的手术方式[15]，已被证明可使受术者的患者报告结局评分恢复至正常人群的分值[16]，因此被称为世纪性手术[17]。全髋关节置换术也是一种高成本效益的手术[18]，如果慎重考虑手术时机，可能会进一步提升其成本效益[19]。预计到 2030 年，全髋关节置换术在更大的全球市场中受欢迎程度将增长 200% 以上[20-23]。然而，由于患者的不满意率高达 30%[24]，不当使用的发生率也高达 30%[25]，因此进行全髋关节置换术时需要特别谨慎。

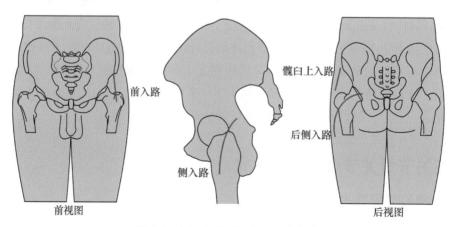

图 **9.6** 全髋关节置换术的手术入路

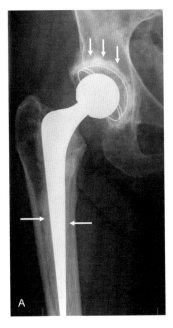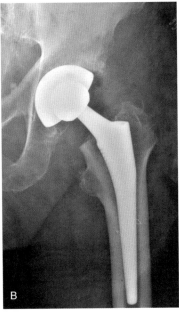

图 **9.7**　全髋关节置换术显示（**A**）不透射线（箭头）的骨水泥固定和（**B**）无骨水泥固定

决策有助于提高决策效率，通过识别那些全髋关节置换术可能导致良好或不良反应的患者来提高治疗的有效性，从而确保向每个人提供最适当的治疗[26]。

（二）骨盆截骨术

在骨盆截骨术中，髋臼周围骨被截断成几个区域，使髋臼能旋转，重新定向（图9.8）。术前规划通过旋转髋臼达到以下目的：增加股骨头的包容度，以减少关节负荷；股骨头接触区域拥有更健康、更厚的软骨表面；存在髋关节发育不良（不正常形状）和髋关节半脱位时减少关节囊的拉伸。髋臼周围截骨术通常在骨关节炎症状较轻、髋关节具备全范围活动并且以发育不良为主要病情的年轻人中进行。此外，髋臼周围截骨术是为了减缓骨关节炎的进展，因此当骨关节炎的症状超过影像学征象时，可进行髋臼截骨术（例如，KL 分级 2 级及以下）。

骨盆截骨术作为一种保留关节的手术，已被广泛用于治疗发育不良相关的髋关节疾病，包括早期骨关节炎[27-29]。骨盆截骨术的长期研究证明，其在特定患者中可有效延缓全髋

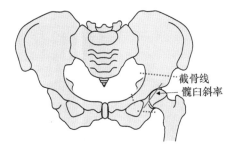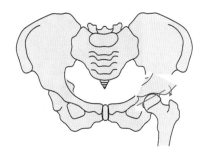

图 **9.8**　通过髂骨、耻骨升支和坐骨的骨盆截骨术可以旋转髋臼部分以改变髋臼的斜率，从而更好地覆盖股骨头和（或）使更健康的软骨负重

关节置换术的实施的作用[30-31]。然而，骨盆截骨术的成功需要谨慎考虑准确的适应证、手术时机、应用手术技术使髋关节环境正常化的准确性，以及手术时骨关节炎的分级[32]。

四、膝关节骨关节炎的手术方式

（一）全膝关节置换术

全膝关节置换术是一种截除股骨远端和胫骨近端整个退变关节表面的手术，在仔细修整骨骼末端后，用金属部件重新覆盖在骨骼末端形成新的关节表面（图9.9）。然后将聚乙烯衬垫夹在两个金属部件之间，来降低置换后的膝关节之间的摩擦。膝关节假体的设计允许膝关节屈伸、旋转和负重，有效地恢复了下肢的轴线和运动。假体可以通过与截骨面紧密贴合固定（无骨水泥）或使用骨水泥固定到位。髌骨关节面也可以用聚乙烯衬垫替换来提供与股骨远端假体的平滑关节面。

全膝关节置换术是治疗终末期骨关节炎的一种非常成功的手术方式[33]，与髋关节类似，全膝关节置换术已被证明可使患者报告的结局指标与正常人群相当[16]。膝关节的发病率高于髋关节，预计在未来几十年内全球的全膝关节置换术上升速度将高于全髋关节置换术[21, 23, 34]。与全髋关节置换术类似，部分手术的效果不令人满意[24]（10%～34%）[35]。而不恰当的手术也不令人满意[25]（7%～40%）[36]。使用决策辅助工具[37]来帮助识别对于替代治疗方案无反应的患者[4]是确保全膝关节置换术有效性的重要步骤。手术、植入物和力线的准确性很重要，接受计算机导航的膝关节置换的患者报告了更好的早、中期结果[38]，并且注册研究也表明这对年轻和更活跃的患者的长期生存产生了有利影响[39]。

（二）膝单髁置换术

在膝单髁置换术中，只置换膝关节的一个间室，即内侧、外侧或髌股间室。通过与全膝关节置换术类似的过程，截除关节表面，用金属部件和低摩擦关节替换，低摩擦关

图9.9 （**A**）全膝关节假体原位模型。全膝关节置换术的（**B**）正位、（**C**）侧位X线片

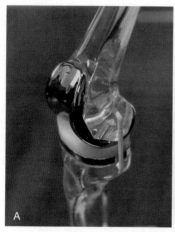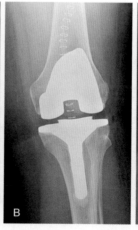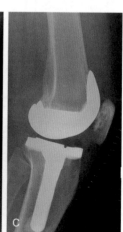

节是通过在股骨和胫骨末端的两个金属部件之间插入聚乙烯衬垫来形成的（图 9.10）。

膝单髁置换术是一种保留骨骼和韧带的手术，旨在恢复有症状的严重单间室（内侧或外侧）骨关节炎的膝关节的功能和运动[40]。这是一种高度专业化的手术，疗效与良好的中长期患者报告的结局指标和植入物生存率相关，但对患者选择、手术经验、手术技术和假体设计要求高[41-42]。对于独立的单间室疾病，尤其是前内侧膝关节，膝单髁置换术能增加膝关节活动范围、恢复功能并减少并发症[43]。尽管膝单髁置换术对单间室骨关节炎的疗效良好，但已发现全膝关节置换对单间室骨关节炎是一种更长效的手术[40]。

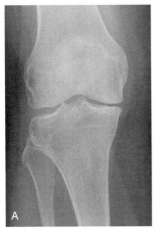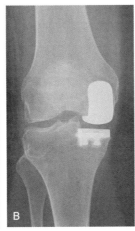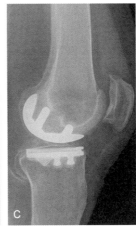

图 9.10 （A）膝关节内侧间室骨关节炎。（B）内侧膝单髁置换术正位 X 线片和（C）侧位 X 线片

（三）髌股关节置换术

髌股关节置换术并不常见，如果髌股关节是膝关节内唯一有严重骨关节炎症状的间室，则可以考虑进行这种手术（图 9.11）。在此手术中，股骨内侧髁和外侧髁之间的滑车被重新修整，使髌骨能够划过光滑的金属表面。髌骨的下表面用一个全聚乙烯衬垫替换。

髌股关节置换术是另一种高度专业化的治疗局部膝关节骨关节炎的手术[44]。虽然发展于 20 世纪下半叶，但由于近来更好的设计和手术技术[45-46]（包括机器人辅助手术的应用）而广受欢迎[47-48]。在考虑进行髌骨表面置换时，计算机导航对于更好地进行骨准备和假体定位至关重要[49]。需要收集长期数据来确认该手术的疗效[14]。尽管如此，

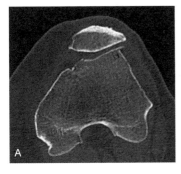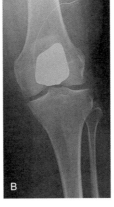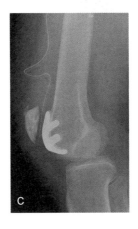

图 9.11 （A）髌股关节骨关节炎的轴位 CT。（B）髌股关节假体（正位 X 线片）和（C）侧位 X 线片

髌股关节置换术的并发症发生率仍然很高，与全膝关节置换术相比，再次手术或翻修的可能性很大[45, 50]，使这一手术的适应症非常局限。

（四）胫骨高位截骨术

胫骨高位截骨术是一种将胫骨近端横断，并通过手术重新定向来改变下肢力线的手术（图9.12）。通过调整下肢力线的方向，使力线从关节炎侧间室（内侧或外侧）移向另一侧的非关节炎间室。可采用开放[51]或闭合[52]楔形胫骨高位截骨术（图9.12）。前者用植骨支撑截骨部位，后者用一块楔形骨闭合截骨部位。胫骨高位截骨术通常应用于骨关节炎仅发生在一个间室、其他间室骨关节炎很轻或没有，并且膝关节稳定，活动范围无明显受限的年轻患者。此外，胫骨高位截骨术是为了减缓骨关节炎的进展，因此当骨关节炎的症状超过影像学征象时（例如，KL分级2级及以下）才可能进行本手术。

胫骨高位截骨术可以通过各种技术进行，其特定的生物力学目标是纠正不同的力线[53]。尽管患者报告的结局指标改善程度仍然存在差异，但他们通过重新调整力线来控制骨关节炎的作用是有效的[51-52, 54-55]。与胫骨高位截骨术相关的主要问题包括骨不连、骨骺端缺血坏死、骨折、过度矫正和残留内固定[56-59]。在胫骨高位截骨术患者中行全膝关节置换术也可能出现并发症[55, 60]。关于膝单髁置换术相对于胫骨高位截骨术的优越性仍存争议[61-64]。年轻外翻畸形患者经胫骨高位截骨术后能恢复较好的身体活动，而在康复时间较短、功能恢复较快的老年患者中，关节置换是首选。与其他高度专业化的手术一样，胫骨高位截骨术的长期结果准确性高度依赖于准确的适应症和合适的患者选择。

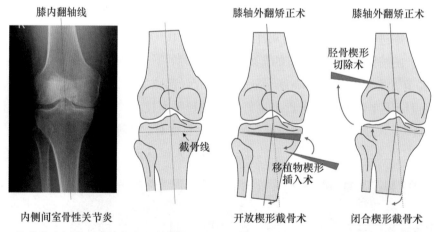

图9.12　膝关节内侧间室骨关节炎的内翻畸形通过开放楔形截骨术或闭合楔形截骨术重新调整为外翻

五、手术风险

（一）常规风险

全关节置换术主要用于60岁以上的患者。随着年龄的增长，相关的合并症的风险和较低的生理耐受性使患者容易发生术后并发症，如需要输血的失血、疼痛、谵妄、便秘、尿路感染、肺炎、过敏反应和手术部位感染等。其中，住院期间最常见的术后并发症包括浅表手术部位感染（5%）、静脉血栓栓塞（5%）和谵妄（5%）[62]。

手术后30天内再入院是另一个经常用于识别术后并发症的间接指标[65-68]。易导致全关节置换术后30天再入院的患者相关危险因素包括酗酒、极端体重指数、心律失常、缺血性心脏病和外周血管疾病、肝脏疾病、血液系统疾病（包括贫血和凝血功能障碍）、慢性肺部疾病、精神障碍和吸烟[68]。

肥胖作为一个重要因素，不但引起全关节置换术后的并发症[69-72]，而且还影响患者报告结局指标[73-74]。有趣的是，体重指数和全关节置换术后的死亡风险似乎无相关性[75]。这可能与提高围术期医疗准备的有效性和效率有关，在术前对合并症进行识别、管理和优化，可改善术前健康状况[76-77]。最近的一项随机对照试验比较了接受或不接受减肥手术的两组全膝关节置换术患者的并发症发生率，结果表明，接受减肥手术的患者术后并发症不仅较少，而且29%的患者后来因症状减轻而拒绝接受关节置换术。因此，显著的体重减轻对延缓患者行关节置换术具有潜在作用[78]。

六、与全关节置换术相关的特定风险

（1）髋关节：下肢不等长、跛行、术后半脱位或脱位、术中假体周围骨折、假体早期松动、神经血管损伤、假体周围关节感染、截骨不愈合、截骨位置不正、内固定并发症。

（2）膝关节：关节错位、髌骨半脱位、假体早期松动、活动范围受限、活动疼痛、膝前痛、髌骨缺血坏死和骨折、皮肤坏死、关节不稳定、神经血管损伤、截骨不愈合、截骨位置不正、内固定并发症。

七、术前准备

（一）常规锻炼

患者在手术前应该努力改善自己的健康状况。尽管文献对于术前物理治疗对关节置换手术效果的影响存在分歧[79-80]，但有足够的证据支持通过手术前结构化的运动计划来优化健康，以改善术后功能和满意度[81-83]。手术不应突然进行，而应是有计划的。因此，考虑对骨关节炎进行全关节置换术或手术治疗的患者应该确保自己尽可能的健康。从实际的角度来看，这可能包括术前继续日常锻炼，以维持患侧关节的活动能力，加强四肢和核心肌肉力量[82]，以及减肥策略[84-86]。不但这种术前康复非常重要，而且细致的营养摄入也很重要，可以帮助患者为手术和术后即刻活动可能带来的代谢紊乱做好准备[87-88]。

（二）合并症

肥胖、糖尿病、肺部疾病、心血管疾病和抗凝需求等在骨关节炎患者中很常见[89-91]。这些不仅有可能影响术后并发症的发生率，而且有可能影响术后患者报告的结局。术前优化合并症对于降低手术风险很重要[92]。在整个治疗过程中，由多学科医生主导的围术期治疗现在被认为是围术期患者准备和优化的重要部分[93-95]。最新的治疗模式涉及机构、医疗、护理和联合健康投入，旨在改善沟通、整合、效率、安全性和患者满意度[93]。

（三）感染

嵌甲、尿路感染、皮肤溃疡和其他皮肤病是公认的术前微生物来源，是假体周围深部感染的罪魁祸首，但很少被优先考虑。1/5 的初次全髋关节置换术和 1/4 的全膝关节置换术的原因是感染[14]。患者因素、手术环境和手术技术也可能导致感染风险的增加[96-98]。至关重要的是，关节置换术的重点是预防假体周围关节感染的策略，要将以上三种情况考虑在内[99-100]。

假体周围关节感染的管理是复杂的，对患者、医疗人员和家属来说是一个灾难性的后果。此外，由于需要占用大量资源，卫生系统承受了相当大的负担[101-103]。假体周围感染的管理超出了本章的范围，但其原则包括通过适当的循证手术实践控制或根除感染，确保患者获得最佳医疗、身体和功能结果的多学科方法，以及由感染病专科医生主导的微生物特异性抗生素治疗[104-105]。

预防假体周围感染是非常重要的。其中最重要的原则之一是预防性使用抗生素来防止早期感染。已颁布的很多指南建议在关节置换手术中预防性使用抗生素，同时平衡其获益和产生抗生素耐药微生物的可能性[106]。

SARS-CoV-2（COVID-19）大流行对全球产生了多种影响。在建议行全关节置换术等择期手术时，医学界如何应对潜在的感染、并发感染或既往感染的管理是患者和治疗团队的重要考虑因素。众所周知，围术期 COVID-19 感染会增加术后死亡率[107]。在一项国际多中心前瞻性队列研究中，根据 COVID-19 的诊断时间分层，调整后 30 天死亡率报告显示如果在感染 COVID-19 后的 7 周内进行手术，术前感染 COVID-19 的患者死亡率最多增加 4 倍[108]。感染 COVID-19 可能导致特定的血液、心脏和肺部疾病，这些都需要在考虑手术前妥善处理[109-110]。合并症可能使 COVID-19 感染的症状和持续时间更严重[109-110]。COVID-19 变异株可能会对患者产生不同的影响，所有患者都应该在手术前几天接受病毒检测[111]。

八、麻醉和术后疼痛缓解

手术期间使用的麻醉方式取决于临床医生的偏好。通常采用脊髓麻醉、区域麻醉和局部浸润麻醉的组合来提供良好的疼痛控制和肢体麻醉，使患者感到舒适，同时在手术过程中只需要轻度镇静[112-114]。鉴于安全性和术后恢复的考虑，这种麻醉优于全身麻醉[115]。

仔细且有针对性的术后镇痛计划对于促进患者舒适、早期活动和关节活动非常重要[116]。多模式止痛药物（包括局部浸润麻醉剂、对乙酰氨基酚、非甾体抗炎药和合成阿片类药物）可以有效控制术后疼痛，并且当给予正确的组合时，可以提供良好的镇痛和活动能力，而不会出现头晕、嗜睡、神志不清、恶心和谵妄等不适[117-120]。虽然阿片类药物对疼痛控制非常有效并且被广泛使用，但由于不良反应以及更重要的药物依赖性，人们越来越注意这种类型止痛药物的使用[121-123]。据报道，其他控制疼痛的非药物策略也有一部分效果，包括冷疗[124-125]和使用连续被动运动器械[126]。

九、术后病程

术后病程分为三个阶段。

（一）住院期间——术后早期康复

通过选择合适的患者和恰当的术前教育、流程精简协调、对生理影响最小的麻醉、对术后患者造成的负担最小的手术及术中操作、配合良好的术后活动和康复计划，可使患者术后早日康复，缩短住院时间，快速恢复活动能力[127]。这种治疗策略被称为术后早期康复（early recovery after surgery，ERAS）计划[127]。

在能够快速解除运动阻滞和术后血流动力学影响最小的麻醉下，患者应尽量在手术当天，在陪护帮助下下床，并在监督下使用助行器开始活动。减少神经活性镇痛药物的负面影响（如头晕、恶心、嗜睡、虚弱或疲乏）应该是治疗团队的重点，而多模式镇痛在减少这些负面影响上的作用是至关重要的[128]。然后，患者应尽快过渡到可以爬楼梯，并能在床和椅子之间活动，因为这些是他们回到家中需要做的。

ERAS项目的研究表明，其结果、患者满意度和低并发症发生率都与传统治疗相似[129]。然而，由于世界各地采用的方案各不相同，围绕最佳方案达成共识存在挑战[130]。在保持患者安全、良好结局和患者满意度的同时，流程效率的提高和住院时间的缩短可以带来更高的成本效益和成本节约[131]。

（二）术后最初的6周

在手术后的最初6周，康复的目标是使患者有信心、独立和总体健康感，可以恢复到社区生活。这需要通过迅速减少神经活性物质（阿片类药物、加巴喷丁类药物、苯二氮䓬类药物）的剂量来充分控制疼痛，对身体活动进行良好的监督，术后逐步停用助行器，并鼓励进行关节、肢体和全身锻炼。在此期间，伤口护理至关重要，以避免如浅表伤口感染、裂开和血肿等并发症，这些并发症可导致假体周围深部感染。鼓励全科医生、物理治疗师和骨科医生之间定期进行良好的沟通，以便及早发现任何可能影响患者良好预后的潜在威胁。

大量的研究证实了各种康复方案的成功，这些康复方案最终导致了术后快速恢复和生活质量的提高[132-134]。然而，许多康复建议由于缺乏关于锻炼时长和时间节点的细节，加上对常规控制的描述不足而使得难以推广[135]。此外，考虑可能影响早期康复的因素（包括患者合并症、疼痛控制和手术方法）也是非常重要的[136-137]。很明显，关节成形术中各个步骤和阶段的相互关联性质也会影响后续进展。

在全关节置换术后的最初 6 周内，一个重要的治疗内容是预防静脉血栓栓塞，因为它可能导致长期的不良后果，如肺动脉功能障碍，包括肺高压和肺栓塞综合征[138]，这可能影响高达 50% 的深静脉血栓患者[139]。静脉血栓栓塞是伤残调整生命年的主要原因，也是全球心血管死亡的第三大原因[140]。骨科手术，特别是那些涉及下肢或手术时间延长的手术，被认为是风险最高的外科手术之一。

骨科手术（特别是关节置换术）术后对静脉血栓栓塞的预防已经得到了很好的完善[141]。各种下肢装置和治疗药物已被证实可以减少术后最初 6 周内发生静脉血栓栓塞的风险。最常用的药物包括低分子量肝素，它已被证明对减少静脉血栓栓塞非常有效。这些药物可以皮下注射或口服。然而，使用低分子量肝素的伤口并发症风险（如血肿、渗脓和浅表手术部位感染）略高，因此建议谨慎普遍使用[142]，也建议使用阿司匹林[143]等替代品。风险分层的方法被建议采用来平衡深静脉血栓预防的需求与发生的可能性，以及化学药物预防引起的后续并发症[144-146]。

（三）术后最初的 12 个月

术后最初的 3 个月后，随着患者的疼痛得到更好的耐受或显著缓解，患者的活动能力可能会增加，独立性也会增强，对助行器的依赖也会减少。在此之后，锻炼目标应该是改善力量、运动范围和本体感觉。研究报道，改善的幅度在最初 3 ～ 6 个月是最大的，然后是一个平缓的梯度，在手术后 12 个月达到最大的功能改善，通常在此之后功能改善保持不变[38, 147-148]。一些研究还表明，恢复的程度也可能与患者的特定特征有关[149-150]。例如，年龄、合并症、术前心理健康评分等不同特征的队列，可能具有不同的术后恢复幅度，就此而言，或许患者可以自主选择不同的康复方案。由于大多数患者在全关节置换术后存在康复潜力，因此应通过额外的身体、社会或心理健康支持等多方面共同努力，促进确定处于较低水平的患者从较低运动水平康复到较高运动水平[151]。

十、结局测量

监测照护的一个关键要素是测量其影响的能力[152-153]。结局测量一直处于实践的前沿，尽管这在骨科已经发生了很大变化，从以外科医生为中心[154-155]转变为测量患者报告的结局指标[154-156]。这一变化使我们认识到外科医生和患者报告测量结局之间的差异，以及这些差异在确定如何衡量和推荐治疗方式中的重要性[157]。两者都有各自的作用。外科医生在结局上关注的是发病率、死亡率和假体存活率，这是衡量设备和实践的安全性和有效性的指标，而患者报告结局衡量的是什么对患者是最重要的。在转向患者报告结局衡量的过程中，研究报告了外科医生和患者报告结局测量之间的可靠性类似[158]，其他研究表明患者报告结局耗时较少[159]。

　　由于在较大的经济体中手术治疗的报销与患者报告的结局相关，如美国（《患者保护和平价医疗法案》）和英国（2012 年《健康和社会护理法案》），患者报告结局测量在全关节置换术的适应证方面将变得更加重要。患者报告结局的量表有很多种，但只有少数经过验证的量表可用于特定疾病或关节置换治疗[156]。用于骨关节炎的最广泛验证的患者自我管理评分系统之一是西安大略和麦克马斯特大学（WOMAC）骨关节炎指数[160-161]，该量表有 60 种语言版本。尽管该量表广受欢迎，但也存在一些局限性，包括它不是为特定关节而设计的，并且可能会受到非关节炎相关因素的影响[154]。此外，在一些报告中，该量表与患者满意度和生活质量感受的相关性仅为中等[162-163]。简明健康调查量表36（SF-36）[164]及其后来的衍生简明健康调查量表 12（SF-12）[164]是骨关节炎研究中更常用的一般健康状况和生活质量量表[166]。虽然它们已被证明是有效且可靠的[167-168]，但存在与地板效应和封顶效应相关的限制，这可能使其更适用于衡量群体层面而非个体层面的测量变化[169]。

十一、患者的预期和满意度

　　一些早期的研究已经证明了患者预期和满意度之间有密切联系[170-172]。然而，在定义患者预期方面缺乏一致性导致其他学者的研究结果存在一些争议[173]。重要的是，患者预期实现与否似乎是满意度的主要驱动因素。在这方面，1/3 的患者和外科医生之间存在不一致的预期[174]，患者经常过于乐观，往往低估了康复时间[175]，患者经常对通常不被视为必要的活动抱有更高的期望，例如徒步旅行和跳舞[176]。为了改善结局，适度引导患者的预期变得越来越重要[177]，将其与恰当的手术建议相协调，并要特别注意关于手术效果的交流[24, 178]。患者满意度正在成为一个重要的质量标志，它不仅反映了患者预期的满足情况，而且还反映出了提供安全、高效和有益的临床治疗的情况[179-180]。在这方面，转向以价值为基础的医疗将更符合患者的最大利益，而不是简单地考虑如何将成本最小化。

参考文献请扫描书末二维码

第十章

跨专业团队、服务交付和专业发展

Jocelyn L. Bowden | Carin Pratt | Sarah Kobayashi | Martin van der Esch
王姿入 译 倪国新 校

前面的章节探讨了为骨关节炎患者提供医疗卫生服务的理论概念以及关键的循证建议。在本章中，我们将描述健康从业人员在日常实践中应考虑的因素和可以采用的策略，从而使其成功地在日常实践中提供最佳临床管理。我们首先将概述支撑当代骨关节炎医疗卫生的基本原则：自我管理、"以人为中心照护"、慢性病照护模型，以及跨专业和多学科健康服务。其次，我们将探讨成功提供医疗卫生所必需的各类健康相关因素和健康领域之外的考虑因素，并提供实际案例来说明如何将这些因素纳入到您的临床实践。最后，我们将探讨临床工作人员应如何随时了解当前推荐的骨关节炎循证治疗方式的变化。

一、概述

协调一致且量身定制的循证照护对于确保骨关节炎患者在需要时获得所需的健康服务是必要的。然而，当代健康服务提供的途径不仅仅是通过治疗患者，而是建立起骨关节炎患者、健康从业人员和其他服务机构之间的牢固伙伴关系，以确保个人有能力掌控自己的健康。同时，人们也越来越意识到需要整合传统健康关注范围之外的因素，即社会决定因素。解决社会决定因素可以确保健康问题在人们生活的背景下能得到解决，而不仅仅是作为"附加因素"。本章将重点关注健康从业人员与骨关节炎患者之间的互动，并介绍在现代医疗卫生框架内提供循证照护的策略。

案例分析

史蒂芬是一名刚毕业的物理治疗师，在一家私人物理治疗诊所工作。史蒂芬预约去看卡特里娜，她患有膝关节骨关节炎，并且由于步行能力有限（100 m）而有抑郁症和社会孤立病史。史蒂芬对膝关节骨关节炎的主要推荐治疗方法有深入的了解；然而，他对自己管理抑郁症的知识和技能匮乏感到担忧，并在与卡特里娜讨论减肥的重要性和潜在的药物选择时也缺乏信心。在本章中，我们将考虑史蒂芬如何补充他现有的知识，并利用当地其他的医疗卫生人员、服务和资源，为卡特里娜提供适合她需求的循证照护。

二、成功提供照护的基本原则

（一）骨关节炎自我管理的支持

正如前面的章节所讨论的，运动、身体活动和减肥，以及自我管理的教育和支持，是被提倡作为骨关节炎的关键治疗方法。但是，"自我管理"具体指什么，它又如何适用于更广泛的照护范围呢？自我管理被定义为患者拥有工具、知识和技能来管理罹患骨关节炎所带来的实际或感知的影响，包括在何时、何地、以及如何寻求额外的照护[1]。任何与个人健康相关的决定都应由患者本人做出[2]，从而使个体能够更好地应对他们的症状、治疗方式、身体层面和社会层面的影响，以及伴随疾病所导致的固有生活方式改变[3-4]。自我管理介于自我照护（保持健康所需的日常行为）和症状管理（减轻骨关节炎症状所需的行为）之间。图 10.1 说明了自我管理如何处于更广泛的健康背景下。让患者能够发展这些技能是具有双重好处的，即提高生活质量以及减少对长期照护的依赖。

自我管理可以由患者本人自己指导，也可以与医疗卫生人员合作。这种关系也可能随着时间的推移而改变和发展，但无论如何，自我照护需要患者本身具备积极的态度。对生活方式行为和不同治疗方案所做出明智的决策对于许多骨关节炎患者来说可能是新的经历，他们可能缺乏必要的知识、技能或动力来做出最佳决策。

健康从业人员可以帮助患者掌握这些技能，并根据需要提供额外的支持、建议或鼓励（另见第四章）。这就要求医疗卫生人员考虑患者的生活经历，并确保考虑到他们的生理、心理、社会和环境情况、他们的健康目标以及他们以前的照护经历[5]。

图 10.1 骨关节炎的自我管理。支持患者的自我管理是骨关节炎的一项关键推荐治疗方法。自我管理是确保骨关节炎患者拥有管理其病情影响的工具、知识和技能。自我管理介于保持健康所需的日常行为（自我照护）和减轻骨关节炎症状所需的特定行为之间。*From Kongsted A, Ris I, Kjaer P, Hartvigsen J. Self-management at the core of back pain care: 10 key points for clinicians.* Braz J Phys Ther. *2021; 25（4）: 396-406 with permission.*

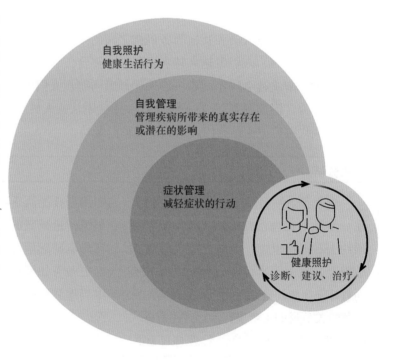

自我照护
健康生活行为

自我管理
管理疾病所带来的真实存在
或潜在的影响

症状管理
减轻症状的行动

健康照护
诊断、建议、治疗

综上所述，这些原则可以帮助解决前面章节中所讨论的许多照护的提供和依从性方面的障碍。

在接下来的内容中，我们将介绍三个医疗卫生人员应了解的支持患者自我管理的原则，它们分别是：

（1）"以人为中心照护"。

（2）慢性病照护模型。

（3）跨专业和多学科的照护途径。

（二）"以人为中心照护"

许多医疗卫生人员面临的主要挑战之一是如何从"治疗"患者转变为"激励他们发展自我管理所需的技能"。生活方式的干预可能难以实施，所需的行为改变也难以维持。实施"以人为中心照护"方法，根据个人的需求、能力和偏好来量身定制治疗或建议，这样可以使患者对自己的照护拥有更多的自主权。研究表明，如果患者在决策过程中有投入并得到支持以发挥其个人主导作用，他们就更有能力改变自己的行为[6-8]。有关"以人为中心照护"原则的详细讨论，请参见第一章。

（三）慢性病照护模型

如前几章所述，骨关节炎是一种复杂的慢性疾病，患者通常受益于与各类医疗卫生人员、服务和组织的互动。可以以多种形式提供高质量的全面照护，并且始终坚持以人为中心的原则。在考虑那些可以提供高质量、以人为中心的骨关节炎照护的方式时，慢性病照护模型[9]（图10.2）可以为医疗保健设计提供一个有用的整体框架。

慢性病照护模型[9-10]是一种广泛采用的框架，用于加强对慢性病患者的以人为中心的照护服务。该模型旨在改善健康状况、增强患者体验、降低医疗成本，并改善医疗卫生人员的工作。该模型的重点是确保除了临床工作者层面的因素外，还考虑体制因素和社会因素，从而鼓励在整个过程中进行有效的互动。该模型的前提是医疗卫生人员、骨关节炎患者及其更广泛的社区之间的联络会带来更好的效果（例如，更好的健康状况、生活质量和患者满意度）。

慢性病照护模型的一个关键组成部分是准备充分、积极主动的实践团队（图10.2），这对于骨关节炎患者自我管理病情至关重要[9-10]。建立一个准备充分、积极主动的实践团队可以通过采用跨专业或多学科模型提供照护来实现。

（四）跨专业和多学科的照护

跨专业或学科的照护是指来自不同专业背景的一组医疗卫生人员合作为患者、他们的家人、照护人员和更广泛的社交联系提供照护、指导和支持[11]。以跨专业团队为基础的照护被定义为由有意创建的、通常是由小型团队提供的服务，这些团队具有集体身份并对患者个人或群体承担共同责任[11]。优秀跨专业团队的特征[12]如表10.1所示，包

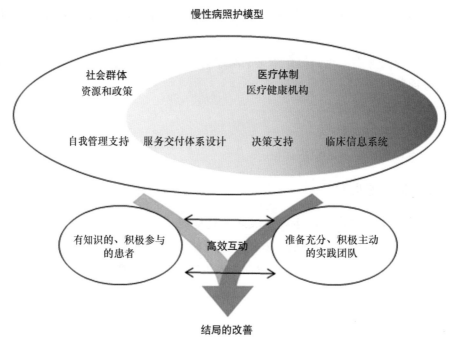

图 10.2　慢性病照护模型。该模型[9-10]是一种广泛使用的框架，用于为慢性病患者提供"以人为中心照护"。该模型的重点是体制因素和社区因素，以鼓励在整个照护路径中进行富有成效的互动。*Adapted from Bonomi AE，Wagner EH，Glasgow RE，VonKorff M. Assessment of chronic illness care（ACIC）：a practical tool to measure quality improvement.* Health Serv Res. 2002；37（3）：791-820 *with permission.*

括共同的目标、角色清晰、有效沟通和共同决策[13]。常见的例子是快速反应团队和姑息治疗团队。在国际上，有诸多使用跨专业团队提供骨关节炎照护的成功案例，其中主要是骨关节炎管理方案（图 10.9）。澳大利亚骨关节炎慢性照护计划（OACCP）[14-15]就是一个例子。这些计划的一个关键特色是"协调者"的角色，她/他在整个参与过程中会促进患者与医疗卫生人员的互动（图 10.3）。任何健康相关专业人员都可以担任协调员的角色。

　　多学科照护是指医疗卫生人员之间结构化程度稍低的合作[11]。与跨专业照护类似，多学科团队利用不同学科的知识来提供循证照护。然而，这种照护可能不会由中间人协调，而是由全科医生或骨关节炎患者本身来协助（图 10.4）。

　　跨专业团队照护的优势在于，所有必要的医疗卫生人员都可以积极参与提供一致和协调的照护，从最初的诊断，到选择和提供治疗，监测院后照护并评估结局[16-17]，以及跨不同的医疗卫生环境（例如，初级照护机构、门诊诊所、社区照护机构）。然而，并非所有骨关节炎患者都需要跨专业照护。有些患者可能只需要少数医疗卫生人员或短期的临床投入（例如，管理骨关节炎症状的突然发作）。在某些情况下，跨专业照护也可能很难实行[17]。因此，多学科或单一临床工作者的照护有时可能是更有效和更具成本效益的选择。

表 10.1 优秀跨专业团队所具备的特征

特征	描述
1. 领导与管理	有明确的团队领导者，有明确的方向和管理；民主；共享权力；支持/监督；与线性管理相一致的个人发展；有行动力且会倾听的领导者
2. 沟通交流	具有沟通技巧的人；确保有适当的系统来促进团队内部的沟通
3. 个人奖励、培训和发展	学习；培训与发展；培训和职业发展机会；包括个人奖励和机会、士气和动力
4. 适当的资源和程序	结构（例如，团队会议、组织因素、在同一地点工作的团队成员）。确保适当的程序到位以维护医疗服务的场景（例如，通信系统、适当的转诊标准等）
5. 适当的技能组合	足够/适当的技能、能力、从业者组合、个性的平衡；能够充分利用其他团队成员的背景；拥有完整的工作人员，及时更换/填补空缺或缺席的岗位
6. 团队氛围	信任、重视贡献、培育共识的团队文化；需营造一种跨专业的氛围
7. 个体特征	有知识、经验、主动性、了解优势和劣势、倾听技巧、反思性练习；渴望为同一个目标努力
8. 清晰的方向视野	拥有一套明确的价值观来推动照护的方向。塑造统一和一致的外在形象
9. 照护的质量和结局	以人为中心、关注效果和满意度、鼓励反馈，收集和记录照护有效性的证据，并将其用作反馈周期的一部分以改善照护
10. 尊重和理解各自角色	共享权力、共同工作、自主

From Nancarrow SA，Booth A，Ariss S，Smith T，Enderby P，Roots A. Ten principles of good interdisciplinary team work. *Hum Resour Health*. 2013；11：19. https：//creativecommons.org/licenses/by/2.0/.

图 10.3 患者完成骨关节炎管理方案的示例。澳大利亚骨关节炎慢性照护计划（OACCP）[15]是跨专业骨关节炎管理方案的一个样例。患者在该计划的过程由一名肌肉骨骼专家作为协调员来协调，并由一个跨专业的医疗卫生团队协助管理。患者也可以在计划中或计划后选择进行自主活动。这个例子展示了跨学科团队将如何对患者进行此类管理方案

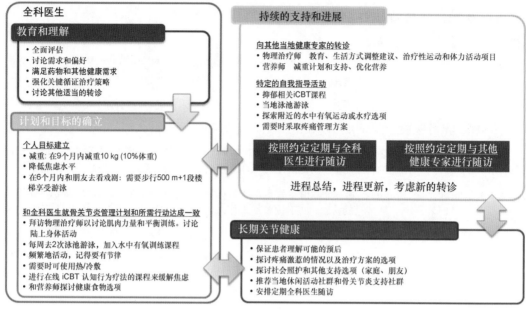

图 10.4 患者通过初级照护途径的流程示例。该图说明了如果卡特里娜到初级照护机构就诊，可以如何管理她的健康状况。在这个例子中，卡特里娜的全科医生在协调她的临床管理。全科医生将协调医疗方面（例如，药物审查、合并症管理），并将综合利用对其他医疗卫生人员的转诊、患者的自主活动，以及社区支持，来实现满足卡特里娜所需的多学科照护。全科医生将确保将定期随访跟进被纳入到照护管理计划

三、探索提供照护所需考虑的健康和非健康相关因素

没有一种"最完美"模式可以提供绝对成功的骨关节炎照护。骨关节炎管理可以通过许多不同的照护途径和由不同的医疗卫生人员提供。可以通过社区和政府或保险公司等私人组织在初级、二级、三级或私人医疗机构提供照护。它可以通过线上服务（即远程医疗、互联网医疗）、以小组形式或通过个人面对面提供。无论地点环境如何，提供照护的基本组成部分都应保持一致，但要适应当地的情况和需求。以下部分将反映骨关节炎照护的基本组成部分，并就如何调整它们以适应当地需求提供建议。

具体包括：

（1）医疗团队：谁来提供骨关节炎照护？

（2）照护的提供和协调：什么是提供成功临床管理的核心要素？

（3）超越医疗卫生的思考：影响健康的社会性因素有哪些？

（4）针对不同环境调整照护路径。

（一）医疗卫生团队

1.谁应该提供骨关节炎照护？

由于照护通常会用来解决因疼痛和日常功能下降引起的问题，全科医生、家庭医

生、护士或其他初级医疗卫生人员（例如，物理治疗师）通常是第一个联系人。在许多情况下，首次接触的医务工作者将能够协调患者的所有需求，但是，在更复杂的情况下，可能需要将患者转诊给在特定领域具有更多专业知识的其他医疗卫生人员。

图 10.5 提供了一些通常可以提供骨关节炎照护的医疗卫生人员的例子以及他们能提供的服务类型。然而，骨关节炎医疗保健并不是针对于"精选"专业群体的领域，通常还涉及许多其他专业。例如，物理治疗师可以解决肌肉的强化和平衡、促进心肺健康和对抗久坐的问题，而运动生理学家也可以通过运动方案帮助提高患者活动水平、对抗少动或不动以及管理其他心脏代谢疾病（例如糖尿病、心血管疾病）。作业治疗师可以提供特定训练和辅助设备，以改善患者的日常功能、预防跌倒、评估手部关节骨关节炎特定夹板的应用。同样，足病医生可以协助解决足部问题、鞋履和鞋垫/矫形器。风湿病专家、全科医生、护士、药剂师和其他医学（例如，运动医学）专家可以就医学方面提出建议，包括控制疼痛和炎症的药物以及合并症的管理。心理学家或社会工作者可以为解决社会心理问题或转诊到社区或政府机构做出重要贡献。在严重症状的情况，骨科医生可能适合就关节置换的适用性进行咨询。

2. 医疗卫生人员在提供骨关节炎照护中的作用

医疗卫生人员在促进成功的"以人为中心照护"方面的作用是不能被低估的。高质量的服务取决于训练有素的专业人员，他们对患者有真正的了解，并且在沟通和倾听患者的担忧方面具有良好的技能，能够与患者一起寻找和达成患者的个人目标（第一章）。

物理治疗师
- 骨关节炎教育、生活方式改变建议
- 自我管理的支持
- 疼痛管理教育
- 规定特定的运动和身体活动
- 骨关节炎管理计划和照护协调

风湿病专家
- 加强以证据为基础的管理策略
- 既往病史和药物审查
- 健康评估
- 疼痛管理和补充建议
- 手术时机安排

营养师
- 健康饮食应对合并症
- 最佳的营养建议
- 体重管理支持

作业治疗师
- 功能评估
- 设备提供、家庭评估
- 跌倒预防
- 睡眠卫生
- 关节教育

社会工作者
- 咨询
- 社区服务
- 经济支持/利益的建议
- 术后问题
- 整理照护包裹

矫形师/足病医生
- 生物力学分析
- 膝&髋护具
- 鞋履建议
- 足矫形器

图 10.5 通常管理骨关节炎患者的医疗卫生人员的例子。许多不同的健康相关专业人员可以提供骨关节炎的照护。该图说明了一些通常提供照护的医疗卫生人员以及他们提供的服务类型。然而，根据健康环境的不同，还有许多其他专业人员提供循证骨关节炎照护，包括但不限于全科医生和家庭医生、护士、运动医生、脊椎按摩师、整骨医生和其他肌肉骨骼专家

有兴趣、有责任、态度积极并能与患者建立信任和伙伴关系的医疗卫生人员对服务方案的成功提供会大有帮助。

提供"以人为中心照护"过程中存在的一个障碍是，专业人员经常在他们的传统诊疗途径之外工作时遇到困难。不能灵活变通的思维和专业态度可能会成为实施的障碍，如有意识或无意识地提供刻板的治疗处方，或缺乏提供更新且循证的健康服务的兴趣、知识或承诺。例如，实施行为改变策略所需的技能（第四章）与提供传统仅生物维度的医学方法截然不同，而且某些根深蒂固的专业信念通常很难改变。同样，要想取得良好的效果，专业人员必须有足够的时间和资源来充分了解患者的需求并将其纳入治疗计划和随访中[18-19]。

专业的培训和教育对于提供其最佳的骨关节炎服务质量至关重要。优化以人为中心的骨关节炎管理并不容易，但它是可以学习的。各个大学和专业机构协会都能提供各种以人为中心的医疗卫生培训课程。

例如，加拿大专家医学教育指导（CanMEDS）[20]是一个涵盖了专业人员在治疗骨关节炎患者方面不同角色的能力框架。CanMEDS规定专业人员应是骨关节炎领域的专家，良好的沟通者，能够协作、反思和调查，促进骨关节炎患者的整体健康，能够组织健康管理，并知道如何判断自己行动的质量[21]。这些能力同样涉及与其他专业人士、患者、社交网络和其他重要利益相关者合作的知识、技能、价值观和态度，使干预有效且高效[20]。最后，这些能力可以加强对那些有复杂需求的骨关节炎患者的临床管理，提高这些专业人员在更有效照护系统内的参与性。

> **临床实践要点**：尽管解决疼痛和功能限制是照护的必要组成部分，但如果单独实施，这些策略不太可能改变确保骨关节炎自我管理所必需的行为[22]。因此，与其提供"快速解决方案"，不如询问您可以采取哪些措施来防止这些健康问题的发生或越变越差[23]

3. 什么时候应该将患者转诊给其他专业人员？

正如本章前面介绍的那样，最佳的患者照护可能需要在其管理路径的某个阶段转诊给其他医疗卫生人员。然而，研究表明，目前转诊给其他专业人员或服务后他们带来的效果往往很差[18]。了解何时何地转诊患者是所有提供骨关节炎照护的临床工作者的一项关键技能。框10.1列出了医疗卫生人员在转诊至其他专业人员或服务之前应考虑的因素。

当患者所需治疗超出当下医疗卫生人员的专业领域或实践范围时，患者通常会被转诊到其他专业人员，以解决合并症或其他特定要求。骨关节炎患者也可以从转诊到卫生系统之外的其他社区、政府或基于工作行业的支持服务中受益。例如，体育和娱乐俱乐部、社区交通服务或保险公司提供的服务。表10.2提供了更多支持性照护的转诊途径示例。还有越来越多的循证线上管理方案使患者可以在自己最方便的时间进行而无需本人去诊所，在这类远程项目中，患者也可能会或不会与临床工作者联系。以下各节将讨论不同转诊途径的示例。

框 10.1　转诊患者的注意事项

- 骨关节炎患者是否可能从所提及的照护中受益？
- 转诊的时间是否满足患者的需求？
- 骨关节炎患者是否确认此转诊是来支持他们的优先事项？
- 骨关节炎患者是否同意这种做法？
- 骨关节炎患者可以享受这些服务吗？
- 该健康服务机构是否具有骨关节炎或其他肌肉骨骼保健方面的专业知识？
- 提供的照护是否符合现行的骨关节炎临床指南？

案例分析

在咨询期间，史蒂芬与卡特里娜讨论了她的个人目标以及对她来说哪些活动是重要且可行的（图 10.3）。卡特里娜的目标之一是改善她的营养和体重管理。卡特里娜认为，与营养师讨论她的体重管理计划会让她受益匪浅。史蒂芬给了卡特里娜一份为期 3 天的食物日记，以跟踪她当前的食物摄入量以及一些有关健康饮食的一般建议。他还向卡特里娜展示了一些来自可靠且独立来源的在线资源以供入门使用。史蒂芬帮助卡特里娜与一位当地有骨关节炎方面专业知识的营养师预约。

卡特里娜还决定，她已准备好解决自己不良的心理健康问题。史蒂芬与卡特里娜讨论了几种选择，包括去看临床心理医生或咨询师以及参加互联网提供的认知行为疗法（iCBT）课程。卡特里娜建议，她更愿意参加可以在自己的时间完成的 iCBT 课程，而不是参加面对面的访问。史蒂芬向卡特里娜提供了基于证据的 iCBT 课程的建议。卡特里娜和史蒂芬同意他们将继续评估卡特里娜的情绪并监控她的管理方式。

（二）骨关节炎照护的提供和协调

对患有骨关节炎和相关合并症的患者进行综合性的健康管理可能在临床环境中难以管理和协调。作为一种复杂的慢性疾病，临床工作者可能需要在多个时间点去帮助患者解决相互冲突的优先事项和需求。对于刚接触骨关节炎管理的临床工作者，应考虑在四个阶段内提供照护的基本步骤，具体如图 10.6 所示。

照护的四个阶段包括：

（1）教育和理解；

（2）计划和目标设定；

（3）持续的支持和治疗方式的推进；

（4）支持长期的关节健康。

表 10.2 骨关节炎照护和临床推理的复杂考虑因素。该表提供了支持综合的骨关节炎管理和照护协调的考虑因素和建议（解读该表格的最佳方式是从左到右阅读，注意根据患者的具体情况、不同的治疗选项以及转诊路径等相关考虑因素，这些都应与患者进行讨论与审查）

"以人为本照护"所需考虑的因素	临床评估	治疗领域	独立的自我管理选项	支持照护的途径
患者个人倾向 **态度** - 思想、感知 - 以前的经历 **信念** - 自我效能、自信 - 治疗提供方式和偏好性（即面对面、线上、独立完成、一对一或小组课程） **为改变所做的准备** - 个性化目标 - 共同决策 - 治疗计划的共识 - 治疗的时机 - 计划的持续审查和评估 - 自我管理支持 - 识别并解决照护中的动机和障碍 - 转诊到其他服务机构或专家处的兴趣 **心理健康** **身体限制** **肌肉骨骼疼痛** **社会经济** - 教育 - 就业 - 财务状况/收入 - 保险 - 社会阶层	**身体活动和锻炼** 久坐（未达到世界卫生组织[24]标准） - 身体活动指南 局部肌肉无力 患者主观评价量表：针对疼痛、功能和健康相关的生活质量（例如，KOOS ADL 子量表项目 A1～A17 的分数） **功能表现测试** 例如，计时起立-行走测试、40 米快节奏步行、30 秒椅子起立 **疼痛影响程度评估** - 疼痛视觉模拟评分法（VAS） - 疼痛行为 - 情绪、想法和睡眠对疼痛的影响 - 肌肉骨骼评估（即异常性疼痛、疼痛部位） **合并症管理** - 肌肉骨骼疾病（腰痛）或慢性疼痛 - 心血管疾病、代谢综合征（肥胖、糖尿病和心血管疾病） - 抑郁症 - 呼吸系统疾病，例如阻塞性睡眠呼吸暂停、哮喘	**结构性锻炼** - 力量 - 心肺 - 灵活性 - 平衡 - 神经性运动 - 身心活动 **身体活动** - 偶发活动 - 建议经常活动 **体育和休闲活动** **疼痛教育** **用药审查**	**居家锻炼项目** 教育-讨论运动的好处，例如常见误解和疼痛教育，"并非所有的疼痛都等同于损伤"；"运动是安全的" 购物、园艺、家务、步行到附近的地点、和孙子（女）玩耍 散步、网球、高尔夫、游泳、远足、滑雪、身心活动（太极或瑜伽）、骑自行车、跳舞 - 关于疼痛的教育和建议，以及对骨关节炎推荐管理的影响	**转诊至** - 物理治疗师 - 运动生理医生 - 骨关节炎锻炼项目 - 水疗 - 跌倒预防课程 **考虑** - 社区服务，例如，交通、清洁工或健康餐食配送 - 社会支持 **考虑** - 社区团体（例如，体育俱乐部、步行团体、健身房） - 鼓励社会支持（例如，与朋友或邻居一起散步） **医疗转诊** - 全科医生 - 风湿病专家 - 临床护士 - 疼痛专家

表 10.2 骨关节炎照护和临床推理的复杂考虑因素。该表提供了支持综合的骨关节炎管理和照护协调的考虑因素和建议（解读该表格的最佳方式是从左到右阅读，注意根据患者的具体情况，不同的治疗选项以及转诊路径等相关考虑因素，这些都应与患者进行讨论与审查）（续）

"以人为本照护" 所需考虑的因素	临床评估	治疗领域	独立的自我管理选项	支持照护的途径
地理位置 - 居住地点 - 邻里社区 - 公园和开放空间 **可及性** - 居家环境 - 卫生服务（公立与私立） - 当地休闲设施 - 互联网 - 电子医疗健康素养 - 社会支持 - 医疗卫生质量 - 治疗关系的质量 - 交通/停车 - 时间安排 - 财务状况 - 当地社区组织 - 体育组织 **知识、健康素养，以及教育** - 健康相关的信息 - 学习偏好（视觉、书面、口头） **社会文化因素** - 个人价值观 - 家庭 - 生活方式因素 - 支持系统	**跌倒** - TUG>13.75 s 为跌倒高风险 - 关节不稳定/屈服或揭陷 **营养和减重** **超重** - BMI ≥ 25 kg/m² 且年龄低于 65 岁，或 BMI ≥ 27 kg/m² 且年龄大于 65 岁 **腰围** 例如：对于白人成年人 - 女性>80 cm - 男性>94 cm **特定工具** 它考虑代谢、身体和社会心理因素来确定风险和最佳生活疗。例如，埃德蒙顿肥胖分期系统（EOSS） **主诉病史考虑** - 饮食史，包括 - 饮食过敏 - 偏好（即素食主义者） - 以前减重/增重合存在历减应对失败 - 情绪化饮食，身体机饿，无意识饮食，知识缺乏，疲劳/久坐行为，情绪和心理障碍	**体重管理干预措施** 饮食干预 - 低脂肪 - 低碳水化合物 - 低热量饮食 - 极低热量饮食（+/-代餐） - 地中海饮食 - 间歇性禁食 - 抗炎饮食 - 富含纤维的饮食 - 预制餐点服务 - 商业项目 健康生活方式疗法：如果通过运动、睡眠、情绪，思想和习惯预相结合：例如运动、思想和习惯 药物治疗：如果通过生活方式干预未成功或无方式辅助维持体重 手术：适用于患有严重肥胖相关的复杂患者。例如，减肥手术（第六章）	- 饮食计划 - 教育和建议 - 教育材料（小册子、视频，网站，手机应用程序） - 常规健康饮食（尽量减少零食、包括酒精） - 自我监控进度（饮食日记，活动追踪设备）	- 疼痛多学科诊疗团队 **转诊至** - 营养科 - 营养咨询 - 多学科减肥诊所 - 内分泌科 - 免疫科 - 临床心理学家 - 商业减肥项目 - 线上减肥项目 - 戒毒和戒酒中心 **考虑** - 行为改变支持/社交网络（包括目标设定和监测）

表 10.2 骨关节炎照护和临床推理的复杂考虑因素。该表提供了支持综合的骨关节炎管理和照护协调的考虑因素和建议（解读该表格的最佳方式是从左到右阅读，注意根据患者的具体情况。不同的治疗选项以及转诊路径等相关考虑因素，这些都应与患者进行讨论与审查）（续）

"以人为本照护"所需考虑的因素	临床评估	治疗领域	独立的自我管理选项	支持照护的途径
个人安全性 - 创伤史（例如难民、虐待） - 人际关系 - 信仰和宗教环境 - 文化背景（CALD） - 翻译 - 语言	**低于健康体重** - BMI < 18.5 且年龄低于 65 岁	营养丰富的食物，膳食补充剂	饮食计划，教育和建议	**转诊至：** - 营养科 - 多学科诊所 - 内分泌科 - 临床心理专家 - 考虑社交网络
	合并症管理 - 肥胖 - 1/2 型糖尿病 - 过去 6 个月内发生过脑卒中或心脏事件 - 心血管状况不稳定 - 高脂血症 - 骨质疏松症 - 肾脏疾病 - 炎症性肠病 - 胃肠道疾病（憩室炎、肠易激综合征） - 饮食失调 - 营养不良 - 癌症、抑郁症	**合并症的具体饮食要求** - 需要胰岛素和口服药物的糖尿病 - 液体摄入限制 - 有副作用的药物，例如体重增加，即类固醇（泼尼松龙），抗抑郁药（某些 SSRIs）	饮食计划，教育和建议	**转诊至：** - 全科医生 - 特定的医疗专业和诊所 - 营养科 考虑 - 行为改变支持 - 考虑社交网络
	情绪和睡眠 患者主观汇报量表：心理健康快速筛选工具，例如： - 患者健康调查问卷-2（PHQ-2）[25]	**认知行为疗法（CBT），例如：** - 思想管理 - 松弛 - 解决问题	教育和建议，例如管理情绪和睡眠的好处，以及这些领域对疼痛和骨关节炎经历的相互影响	**转诊至：** - 全科医生 - 专科医生 - 临床心理专家

表 10.2 骨关节炎照护和临床推理推动的复杂考虑因素。该表提供了支持综合的骨关节炎管理和照护协调的考虑因素和建议（解读该表格的最佳方式是从左到右阅读，注意根据患者的具体情况，不同的治疗选项以及转诊路径等相关考虑因素，这些都应与患者进行讨论与审查）（续）

"以人为本照护" 所需考虑的因素	临床评估	治疗领域	独立的自我管理选项	支持照护的途径
	− PROMIS29 [26] 用于治疗焦虑和抑郁 详细的筛选工具，例如： − 抑郁焦虑压力量表 21（DASS-21）[27] − 患者健康调查问卷 -9（PHQ-9）[25] **睡眠障碍**，例如： − 失眠严重程度指数 [28] − 匹兹堡睡眠质量指数（PSQI）[29] − 睡眠呼吸暂停 "STOP-Bang 问卷" [30] **合并症管理** − 情绪，例如：抑郁、焦虑、压力，其他心理障碍，药物滥用 − 睡眠障碍，例如：阻塞性睡眠呼吸暂停、失眠、打鼾、不宁腿综合征、发作性睡病 **疼痛干扰措施** − 疼痛程度，例如疼痛视觉模拟评分法（VAS） − 疼痛行为	− 疼痛管理 咨询 冥想 **睡眠干预**，例如： − 睡眠卫生 − CBT − 睡眠限制疗法（失眠） **药物治疗** 改善睡眠的健康生活方式干预措施 − 身体活动和锻炼	**独立的情绪和睡眠管理策略** − 冥想 − 可视化 − 呼吸和放松技巧 − 教育材料（例如书籍、小册子、视频、网站、电话应用程序） **自我监控进度** 使用日记和记事本	− 精神科医生 − 社会工作者 − 心理健康服务 − 医院 − 社交网络 **考虑 CBT** 通过面对面或互联网治疗用于 − 情绪（焦虑、抑郁） − 失眠症，睡眠和疲劳 − 疼痛应对策略

表 10.2　骨关节炎照护和临床推理的复杂考虑因素。该表提供了支持综合的骨关节炎管理和照护协调的考虑因素和建议（解读该表格的最佳方式是从左到右阅读，注意根据患者的具体情况，不同的治疗选项以及转诊路径等相关考虑因素，这些都应与患者进行讨论审查）（续）

"以人为本照护" 所需考虑的因素	临床评估	治疗领域	独立的自我管理选项	支持照护的途径
	－ 情绪、想法和睡眠对疼痛表现的影响 － 肌肉骨骼评估（即异常性疼痛，疼痛部位） **主观历史** － 疼痛灾难化 － 运动恐惧 － 低自我效能 － 社会支持、孤立的风险 － 睡眠质量差或疲劳	身体活动和锻炼 跌倒教育和平衡练习 疼痛科学教育 **CBT** **家庭环境改造、教育和设备** 提供的家庭评估 辅助器具和设备，例如： － 马桶座圈 / 椅子上方 － 淋浴凳 － 加长伸手 － 鞋拔子 － 穿袜子辅助器 － 安装铁轨 / 坡道或升降机 － 厨房和烹饪责任辅助器具 **助行器和步态训练**		
	ADL			
	ADL 和个人照护方面存在困难 例如，有以下困难： － 从椅子上站起来 － 弯腰到地板上 － 进出汽车 － 穿上袜子 / 鞋子 － 从床上起身 － 脱掉袜子 / 鞋子 － 进出厕所 － 轻微的家务劳动 － 淋浴 － 穿衣服 － 烹饪		教育、生活方式改变建议、节奏和节能策略 教育材料（小册子、视频、网站、电话应用程序） 购买适当的设备、辅助装置、鞋类和辅助工具 居家锻炼计划	**转诊至** － 全科医生 － 专家，例如老年科医生 － 内分泌科医生 － 风湿病专家 － 作业治疗师（OT） － OT 家访 － 运动生理医生 － 物理治疗师 － 社会工作者 － 矫形师 / 足病医生 － 药剂师 － 注册护士

表 10.2　骨关节炎照护和临床推理的复杂考虑因素。该表提供了支持综合的骨关节炎管理和照护协调的考虑因素和建议（解读该表格的最佳方式是从左到右阅读，注意根据患者的具体情况，不同的治疗选项以及转诊路径等相关考虑因素，这些都应与患者进行讨论与审查）（续）

"以人为本照护" 所需考虑的因素	临床评估	治疗领域	独立的自我管理选项	支持照护的途径
	- 园艺 - 局灶性肌肉无力 疼痛干预 - 疼痛视觉模拟评分法（VAS） - 疼痛行为 - 肌肉骨骼评估 PROMs：改善疼痛、功能和健康相关的生活质量。例如 - KOOS/HOOS ADL 子量表项目[31]（图 10.8） - 牛津膝[32]/髋[33]评分 功能表现测试[34] 例如，计时起立-行走测试，40 米快节奏步行测试，30 秒椅子起立 跌倒 - TUG > 13.75 s 为跌倒高风险 - 关节不稳/打软腿 合并症管理 - 肌肉骨骼疾病（腰痛）或慢性疼痛 - 心血管疾病，代谢综合征（肥胖，糖尿病和心血管疾病） - 抑郁性呼吸系统疾病，例如哮喘阻塞性睡眠呼吸暂停、呼吸	矫形装置，例如足部矫形器（FO），膝关节或髋关节支架 个人闹钟提醒（例如 Vita 呼叫） 用药审查		- 疼痛专家 - 疼痛管理计划 /MDT 诊所 考虑 - 团体运动课程 - 社区团体和社交网络，例如，步行团体，社交俱乐部，朋友 - 社区服务 例如，运输，清洁工和送餐 - 非政府组织 - 政府支持，即老年照护服务

表 10.2 骨关节炎照护和临床推理的复杂考虑因素。该表提供了支持综合的骨关节炎管理和照护协调的考虑因素和建议（解读该表格的最佳方式是从左到右阅读，注意根据患者的具体情况，不同的治疗选项以及转诊路径等相关考虑因素，这些都应与患者进行讨论与审查）（续）

"以人为本照护" 所需考虑的因素	临床评估	治疗领域	独立的自我管理选项	支持照护的途径
	社会支持 主观病史 - 独自在家应对问题 - 关系不满 - 社会支持 - 社交隔离 - 认知困难 - 财政困难 - 服务（政府与私人） - 照顾者的责任 - 获得支持服务（例如，交通/停车，财务） 自我报告的心理健康的结果测量。例如， 快速的筛选工具： - 患者健康调查问卷-2(PHQ-2)[25] - PROMIS 29 用于治疗焦虑和抑郁[26] 详细的筛选工具： - 抑郁焦虑压力量表 21(DASS-21)[27] - 患者健康调查问卷-9(PHQ-9)[25]	咨询辅导 CBT 提供社区服务（私人或政府补贴） 康乐服务 信仰、宗教和社区团体 志愿服务	教育，建议和支持 教育资源（小册子、视频、网站，电话应用程序） 独立的应对策略，与朋友交谈，参加有趣的活动（音乐/艺术/舞蹈），园艺，冥想和放松，等……	转诊至 - 全科医生 - 专科医生 - 临床心理专家 - 精神科医生 - 社会工作者 - 心理健康服务 考虑 - 社交网络 - 支持团体 - 社区组织 - 康乐协会 - 政府机构 - 原住民服务，例如原住民联络服务 - 非政府组织 - 互联网提供的服务，例如网上 CBT 计划

ADL, 日常生活活动；CVD, 心血管疾病；KOOS, 膝关节功能障碍和骨关节炎结果评分；PROMs, 患者主观汇报量表；TUG, 定时坐起启动；WHO, 世界卫生组织

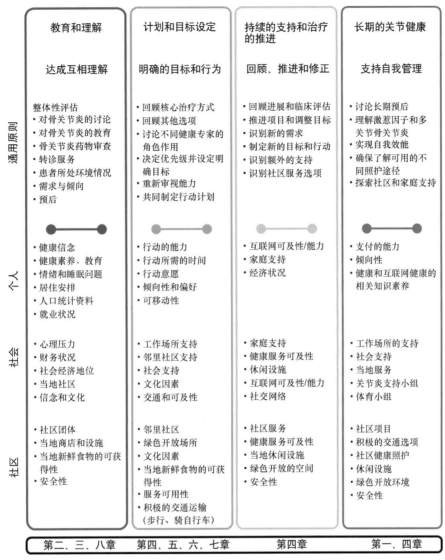

教育和理解	计划和目标设定	持续的支持和治疗的推进	长期的关节健康
达成互相理解	**明确的目标和行为**	**回顾、推进和修正**	**支持自我管理**
• 整体性评估 • 对骨关节炎的讨论 • 对骨关节炎的教育 • 骨关节炎药物审查 • 转诊服务 • 患者所处环境情况 • 需求与倾向 • 预后	• 回顾核心治疗方式 • 回顾其他选项 • 讨论不同健康专家的角色作用 • 决定优先级并设定明确目标 • 重新审视能力 • 共同制定行动计划	• 回顾进展和临床评估 • 推进项目和调整目标 • 识别新的需求 • 制定新的目标和行动 • 识别额外的支持 • 识别社区服务选项	• 讨论长期预后 • 理解激惹因子和多关节骨关节炎 • 实现自我效能 • 确保了解可用的不同照护途径 • 探索社区和家庭支持
• 健康信念 • 健康素养、教育 • 情绪和睡眠问题 • 居住安排 • 人口统计资料 • 就业状况	• 行动的能力 • 行动所需的时间 • 行动意愿 • 倾向性和偏好 • 可移动性	• 互联网可及性/能力 • 家庭支持 • 经济状况	• 支付的能力 • 倾向性 • 健康和互联网健康的相关知识素养
• 心理压力 • 财务状况 • 社会经济地位 • 当地社区 • 信念和文化	• 工作场所支持 • 邻里社区支持 • 社会支持 • 文化因素 • 交通和可及性	• 家庭支持 • 健康服务可及性 • 休闲设施 • 互联网可及性/能力 • 社交网络	• 工作场所的支持 • 社会支持 • 当地服务 • 关节炎支持小组 • 体育小组
• 社区团体 • 当地商店和设施 • 当地新鲜食物的可获得性 • 安全性	• 邻里社区 • 绿色开放场所 • 文化因素 • 当地新鲜食物的可获得性 • 服务可用性 • 积极的交通运输（步行、骑自行车）	• 社区服务 • 健康服务可及性 • 当地休闲设施 • 绿色开放的空间 • 安全性	• 社区项目 • 积极的交通选项 • 社区健康照护 • 休闲设施 • 绿色开放环境 • 安全性
第二、三、八章	第四、五、六、七章	第四章	第一、四章

（纵向标签：通用原则 / 个人 / 社会 / 社区）

图 10.6 提供和协调骨关节炎照护的基本组成部分。该图显示了提供和管理骨关节炎照护的四个阶段。在每个阶段，都概述了照护的一般原则，以及可以考虑的其他个人、社会和社区因素，以确保在更广泛的背景下提供照护。照护提供的不同组成部分不一定完全适合每个阶段，可能需要修改以适应具体情况

重要的是要记住，这些服务的不同组成部分不一定完全适合每个阶段，它们可能重叠、分开或出现在多个时间点。该过程可能还需要修改以适应其所处的临床环境。

1. 第一阶段：教育和理解

第一阶段是医疗卫生人员和患者之间的介绍性对话，目的是形成对患者所经历的问题情况和潜在的医疗方案选择的相互理解。在这一阶段应建议采取的行动和考虑因素包括：

（1）"以人为中心照护"的注意事项

- 围绕个人的喜好和优先事项（包括为改变做好准备、心理健康、身体局限、肌肉骨骼疼痛以及了解他们的状况）进行讨论，以便进行照护。还应讨论健康的社会决定因素，如健康素养、社会经济因素、地理位置、获得照护的机会和社会文化因素。表 10.2 和表 10.4 概述了可能与提供照护有关的社会决定因素的广度。

（2）临床评估

- 整体性评估：应采用生物-心理-社会方法对寻求照护的人及其相关合并症进行评估。评估可包括个人报告的结果测量、客观测量和功能性能测试。表 10.2 提供了可以使用的临床评估措施实例。
- 教育：确保提供全面的骨关节炎教育，给予关于骨关节炎的错误信息和恐惧以及改变生活方式的建议。可以提供各种格式［即书面、视觉、听觉和（或）电子形式］的资源，供个人在自己的时间内独立浏览阅读。
- 预后：重要的是让患者去接受有关骨关节炎预后的相关教育。这将能提供一个机会来讨论他们的风险因素、临床表现，并纠正任何错误的信息来源，诸如"关节置换术是不可避免的"此类谬论。有关此主题的更多细节参见第九章。

临床实践要点：成功的照护取决于专业人员"以不同方式"倾听患者，确认、记录和反复认可患者叙述的技巧。 将患者视为积极主动、有能力或平等的合作伙伴被认为是改善照护的常见促进因素。

---

2. 第二阶段：计划和目标的设定

第二阶段是相互的计划讨论，从而指向制定明确的目标设定和管理计划，以及相互商定的行动（第一、四章）。这个阶段是重复和持续的，可能在一个人的照护过程中发生几次。这一阶段的建议行动包括：

（1）治疗领域

- 围绕现有的循证治疗方案进行讨论。可以包括增加身体活动和锻炼、改善营养、体重管理、情绪、药物管理和睡眠。也可以围绕对日常生活活动或社会支持进行讨论。
- 在讨论治疗方案并确定其优先顺序时，采取共同决策的方法。应向所有患者提供核心治疗（如适用），并在适当时补充其他选择。围绕"骨关节炎治疗方案清单"进行讨论通常是让患者参与决策过程的好方法。照护选项清单示例如图 10.7 所示。

获取信息和支持	管理症状和触发因素	管理运动和活动	管理体重	管理其他的生活方式因素
提高对骨关节炎的理解	管理止痛药和补充剂	提高身体活动	健康饮食以保持标准体重	进行愉快的休闲活动
获得个人或家庭照护帮助	管理疲劳和能量	治疗性运动（力量、平衡）	选择健康的食物类型	改善睡眠
改善社会支持	识别疼痛诱因	减少久坐时间，多运动！	控制食量	更好地管理压力和情绪
获得管理医疗照护的帮助	运动节奏和计划	减少跌倒风险	管理情绪化饮食	加入体育或休闲俱乐部
管理工作需求	理解疼痛发作	增加随机的日常活动	加入减重项目	了解支具、辅助器具和设备

图 10.7 骨关节炎照护选项清单。有很多方法可以帮助改善骨关节炎症状并支持人们控制它们。选项清单（如此处的示例）可以帮助您与患者讨论这些方法，并选择一个或两个优先处理事项。例如，您可以要求患者勾选他们最想做的事项类别

（2）独立的自我管理选项

● 共同制定骨关节炎自我管理计划，让患者有动力和信心独立实施治疗策略，并满足他们的需求、个性化目标和个人情况。

3.第三阶段：持续的支持和治疗的推进

骨关节炎照护是一个持续的过程。此阶段应为寻求照护的人提供持续的支持和治疗的推进。这可能涉及计划的进展推进（例如，力量训练、身体活动）或修订照护计划和行动以满足新的目标和优先事项。前面第二阶段概述的计划和目标设定活动可能需要在多个时间点重复，具体取决于人员的复杂性和需求。

作为一名医疗卫生人员，此阶段的行动可能需要转诊至其他专家来支持照护或转向支持较少的疗法（例如，线上计划、患者自我管理计划）。为了促进这一转变，了解可用的本地服务以及如何访问这些服务是很有价值的。框 10.2 给出了发展这些联络网的技巧。

框 **10.2** 建立当地联络网

建立支持性照护的服务路径

- 与各类医疗卫生人员建立牢固的关系，并创建转诊途径，以改善人们获得适当专业人员、服务和支持整体性管理的机会。临床工作者的策略可能包括创建本地服务目录、不同合并症的转诊途径以及酌情优化政府补贴和（或）私人健康保险的使用。
- 如果您有幸在单独的骨关节炎管理方案中执业，则可以通过跨专业服务协调进行转诊，也可以通过多学科转诊途径或两者结合进行转诊，具体取决于患者的需求和目标。
- 在没有正式安排支持跨专业团队的情况下，医疗卫生服务和组织仍然可以通过利用当地医疗卫生

人员和服务来使用跨专业协作实践原则。他们还可能采用更新的线上诊疗服务系统，也称为在线服务、远程医疗或电子医疗服务。

- 如果需要，制定及时骨科检查和升级手术的本地途径也可能有用。

为照护支持较少的地区建立途径

- 与其他社区、政府或行业服务建立牢固的关系，并为支持资源较少的地方创造途径。例如，寻求照护的人可以被转诊到当地的健身房或运动／休闲俱乐部、普拉提／瑜伽／太极拳团体或步行团体。对于症状轻微或缺乏时间去看医疗卫生人员的人来说，一系列基于证据的线上管理计划也可能是一个选择。

4. 第四阶段：长期的关节健康

医疗卫生人员的最终目标是支持骨关节炎患者发展自我效能来管理自己的病情。这并不意味着患者完全自力更生，而是确保患者了解何时、何地以及如何在需要时寻求额外帮助。这可能需要临床工作者与周围的人进行以下讨论：

- 合并症和任何相关的管理策略如何影响他们的关节健康。
- 了解骨关节炎发作的管理、症状随时间的变化以及何时寻求照护。
- 关于他们可以利用的当地骨关节炎资源和服务的教育。
- 了解家庭和社交网络如何支持或阻碍他们的自我管理。

在这一点上，医疗卫生人员必须衡量患者的自我效能，并能够以适合该患者当前健康素养水平的方式来传授所需的健康知识。制定出院计划检查清单以确保患者对其日后的个性化管理计划和自我管理策略充满信心，帮助其完成这一过程。

临床实践要点：支持复杂骨关节炎照护的工具和资源

有许多工具和资源可以考虑支持对患有复杂骨关节炎需求的人的照护。表 10.2 和表 10.3 提供了可被视为照护途径一部分的不同情况、治疗照护选项、工具、资源和服务的示例。我们提供了一些例子，说明这些措施在通过跨学科团队（图 10.3）或通过全科医生管理的初级保健（图 10.4）提供时如何发挥作用。

表 10.2 旨在强调您可能在临床环境

中看到的不同患者表现的可变性和复杂性，并强调个性化方法的必要性。该表的最佳解读方式是从左到右，注意应与患者讨论和审查的每一位患者的表现、不同的治疗方案和转诊途径。

表 10.3 提供了一个以患者为中心的咨询示例，可以对骨关节炎患者进行咨询。该表还提供了来自行为改变理论的讨论要点的建议，以帮助患者自我管理自己的病情。

这些表格并不是为了取代临床推理，也不是为了取代良好的沟通和健康指导技能的价值，例如，与患者解决问题以实现他们的目标。可能有几个值得关注的领域和已确定的临床指标；然而，只有在临床上才适合使用一系列照护选项来制定以人为本的目标和骨关节炎管理方案，以解决对患者重要的一个或多个领域。还应该指出的是，并非所有骨关节炎建议都可以以线性方法实施，而且个人的优先事项可能会随着时间的推移而改变，因此仔细审查和评估骨关节炎管理方案对于支持长期照护至关重要。

表 10.3 如何进行以患者为中心的首次咨询的示例。该表提供了进行以人为中心的咨询第一阶段时需要考虑的要点（图 10.6——第一阶段和第二阶段）。右侧栏还提供了如何使用行为改变原则向患者介绍和讨论不同组成部分的示例

阶段	重点	使用行为改变原则的措辞示例
第一阶段 教育和理解	设置场景 ● 向此人打招呼，提供您的姓名和计划名称 ● 提醒服务对象服务目标 ● 解释你的角色、你是谁以及你能为他们做什么	● "该计划的目的是帮助您了解膝盖的情况" ● "我可以为您提供一些关于如何改善症状和功能的建议，以便您能够获得最佳结果并继续进行对您来说最重要的活动" ● "我的工作是支持您取得最佳结果，并解决您对自己的状况或如何优化健康的任何问题" ● "我将重点介绍您目前为控制骨关节炎所做的重要事情。我们可能可以总结和解决其他领域的问题，以进一步支持您的照护"
	明确人员的角色和对计划的期望，并定义成功	● "您的角色是诚实地告诉我您的期望和担忧，并询问我您可能有的任何问题" ● "如果您让我知道您在做什么方面遇到困难，您是否有任何想要实现的目标以及您愿意 / 不愿意做什么，这将非常有帮助" ● "诚实、透明地了解您的偏好将帮助我找到适合您的最佳治疗选择"
	检查患者对骨关节炎的了解： ● 对临床问题的认识和理解 ● 健康素养 ● 了解并理解为什么这些问题可能成为他们的潜在问题 ● 他们可以做些什么来尽量减少骨关节炎对他们生活的影响？	● "您是否收到或阅读过有关骨关节炎的任何信息？" ● "您对骨关节炎的理解是什么？您的膝 / 髋 / 手部关节发生了什么？" ● "您对什么是骨关节炎或者它是如何发展的有任何疑问吗？" ● "您知道骨关节炎的常见危险因素吗？" ● "您还记得您的全科医生或健康专家对骨关节炎的解释吗？他们给您提供了哪些关于如何控制骨关节炎的建议或推荐？" ● "您对骨关节炎的诊断有何理解？" ● "这个诊断对你来说意味着什么？随着时间的推移，它会对您的生活产生怎样的影响？"

表 10.3　如何进行以患者为中心的首次咨询的示例。该表提供了进行以人为中心的咨询第一阶段时需要考虑的要点（图 10.6——第一阶段和第二阶段）。右侧栏还提供了如何使用行为改变原则向患者介绍和讨论不同组成部分的示例（续）

阶段	重点	使用行为改变原则的措辞示例
		• "您目前正在采取哪些措施来控制膝关节症状？您过去尝试过什么？"
	讨论与讨论相关的任何关键信息，并巧妙地纠正任何错误信息或误解	• "您知道髋关节／膝关节骨关节炎患者的常见预后吗？" • "您知道可以做什么来改善您的疼痛和功能吗？" • "您知道有哪些治疗方法可以帮助您控制骨关节炎吗？"
进行整体性评估		
第二阶段 计划和目标设定	查看可能的治疗方法——使用照护选项菜单（图 10.7）： • 简要概述每个自我管理类别的基本原理 • 确保患者了解和理解 • 评估／确认当前的行动并填补空白或回答问题 • 确定为什么按照这些建议采取行动可能是有益的	• "这是一份照护方式选项菜单。它概述了您可以采取的可能治疗方法，以帮助支持骨关节炎的治疗。" • "你提到了很多这样的话题。你知道哪种治疗方法对膝关节症状影响最大吗？" • "如果随着时间的推移，你能够在这些主要领域中的每一个领域采取行动，你认为这可能会对你和对你来说重要的事情产生什么影响？"
	优先考虑并选择与患者一起工作的领域 • 协作确定广泛的计划类别的优先顺序（例如体重管理） • 防止病人不知所措 • 强化稳定和可持续进步的概念，而不是"全有或全无"的行动尝试	• "今天的目标是确定您已经采取的措施来控制膝关节症状，并优先考虑您还可以做的事情。" • "我们将讨论如何以您可以管理的方式设定这些优先事项，以获得最佳的健康结果。" • "这里有很多选择。我们知道您很难同时完成所有这些工作。我们将讨论一些您乐意关注的选项。"
	确定优先目标和行动 • 提供循证知识和临床意见，帮助患者决定行动方案（如果适用） • 强调选择最终取决于患者	• "关于治疗骨关节炎的建议以及首先要关注的最重要领域，有明确的循证指南，您准备讨论这些吗？" • "根据您的临床咨询，我会优先推荐……（建议），因为……（理由）。但最终，这取决于你想做什么，以及是否愿意继续。" • "你对此有何想法？这听起来可行吗？"
	制定自我管理计划 • 总结优先事项并明确要执行的任务 • 在管理计划中记录准备情况和优先决策	• "您认为从事哪些活动会给您带来最大的好处？" • "您希望如何确定我们讨论的广泛领域的优先顺序？在多个广泛领域拥有相同的优先级是可以的。" • "今天还有什么你不愿意谈的吗？"

表 10.3　如何进行以患者为中心的首次咨询的示例。该表提供了进行以人为中心的咨询第一阶段时需要考虑的要点（图 10.6——第一阶段和第二阶段）。右侧栏还提供了如何使用行为改变原则向患者介绍和讨论不同组成部分的示例（续）

阶段	重点	使用行为改变原则的措辞示例
	检查患者继续进行的信心和意愿，并提供保证和支持	<ul><li>"在我们继续之前，您对采取这些建议来改善骨关节炎管理和健康总体上有多大信心？"</li><li>"我来这里是为了支持你并解决任何挑战以实现你的目标。"</li><li>"记住，你不需要一次尝试所有事情。"</li><li>"如果你以一种可管理的方式一次做一点事情，并且不会让你脱离舒适区太远，那么你更有可能成功地养成新的健康习惯。"</li></ul>

（三）超越健康照护的思维——将照护融入日常生活

1. 什么是健康的社会决定因素？

对于骨关节炎患者和医疗卫生人员来说，通常不了解如何将骨关节炎照护管理融入人们的生活，特别是行为和生活方式的改变（第四、五、六章）。如果患者没有时间、资金、资源支持或不具备健康素养，则决定特定的行动方案可能不可行。同样，通常由于地理位置或社会经济因素，获得联合医疗服务或支持服务的机会有限，这也是照护的主要障碍[35]。因此，将不可行或不适当的行动纳入管理计划可能会导致患者失落和对治疗的依从性差[36]。

为了应对这一挑战，在与患者共同制定目标和管理计划时还应考虑其他因素。例如，人们的居住方式和地点对健康的影响比医疗质量的影响更大[37]。其中许多因素也称为健康的社会决定因素，源于人们与非医疗健康部门的互动，例如教育、工作、社会关系以及建筑或自然环境[38]。这些因素可以从人们如何生活的角度来考虑[39]以及他们在日常生活中使用的环境和地点[40]。表 10.4 简要概述了讨论和规划照护管理时应考虑的社会决定因素。在照护提供过程的早期适当考虑患者的个人情况对于"以人为中心照护"至关重要，因为它可以尽早确定和实施适当的管理策略[38, 41-42]。解决社会决定因素的负面影响对于确保医疗卫生服务的平等也至关重要[43]。

临床指南中很少涉及解决骨关节炎照护中不同社会决定因素的策略，也很少在医疗卫生专业培训和教育中涵盖[44]。更多地考虑社会心理因素（例如，社会因素、情绪）正被越来越广泛地认为是照护的重要组成部分[45]；然而，大多数社会决定因素考虑未能很好地融入照护途径[46]。这个话题本身就可以写成一本教科书，但我们在下面先介绍了一些主要概念。表 10.2 和表 10.3 提供了更多示例，说明如何将社会决定因素纳入骨关节炎照护途径，图 10.6 说明了在照护管理服务的不同阶段可以考虑哪些社会决定因素。有关此主题的进一步阅读可以在参考文献中找到[42, 47-49]。

表 10.4　社会决定因素。健康、背景和环境的社会决定因素的示例

社会决定因素	与社会决定因素相关的背景考虑[39]	场景和地点示例[40]
个人和社会经济	收入、教育、职业、社会阶层、性别、种族／民族、健康素养	工作场所、家庭、医疗卫生、教育
物质条件	生活和工作环境、食物供应	工作场所、社区
行为和生物学环境	生活方式因素（例如，饮食、运动）	绿地、体育设施、社区、网络
社会环境和心理社会因素	社会心理压力源、缺乏社会支持、压力大的生活条件、应对方式	家庭、工作场所、网络设置、虚拟诊所
社会凝聚力	社会关系、社会支持	信仰和宗教场所、社区设施、体育组织
社会经济和政治背景	公共、社会和经济政策；治理；文化和社会价值观；流行病学状况	健康城市、卫生服务、社区组织

From Bowden et al. Realizing health and wellbeing outcomes for people with osteoarthritis beyond service delivery. *Clin Geriat Med* 2022；38（2）：433-48 with permission.

2. 支持骨关节炎照护社会决定因素考虑的概念

健康的社会梯度。无论国家的经济财富如何，社会经济地位较低的人的健康状况较差[50]。这被称为健康的社会梯度，也与骨关节炎患者相关[46, 51-52]。弱势群体、受教育程度较低或健康素养较差的人、失业或低收入、没有生活伴侣或心理健康状况不佳的人，患骨关节炎和多种疾病的风险高于没有这种疾病的人[53-54]。

社会经济地位较低与获得康复服务的机会较少、医疗卫生利用率较低以及接受推荐照护的比率较低有关[55-56]。

文化和语言多样化的人群。文化和语言多样化的人群也是许多国家医疗卫生人员的主要考虑因素。通常，来自不同文化或语言背景的人，尤其是新到某个国家的人，社会经济地位也较低，健康素养也较差。此外，卫生服务并不总是能够满足他们的需求。重要的是，许多高收入国家，包括澳大利亚、新西兰、加拿大和美国，都有脆弱的原住民人口报告骨关节炎患病率很高[57]，以及心血管疾病和糖尿病等其他慢性疾病的巨大负担[58]。其中许多人还生活在农村和偏远地区，医疗服务条件差，而且传统上政府支持很少[58]。在国际上，越来越多的人呼吁能够适应不同文化背景并敏感地满足其多样化需求的服务[59-61]。翻译服务和提供不同语言的信息是提高这些人群的照护和健康素养的一步。建议的其他策略包括提供同伴援助计划、针对文化或宗教的活动以及指导卫生系统的额外援助[52, 59, 62]。与使用这些项目和服务的当地社区共同设计和共同交付也至关重要[63]。

健康素养和电子医疗。健康素养低和数字健康状况不佳是骨关节炎照护取得良好结果的重要考虑因素[64]（框 10.3）。健康素养较低或处于边缘状态不仅会影响骨关节炎患者的日常管理，还会削弱预防健康问题发生或进展的努力。因此，解决健康素养低下的

框 10.3　健康和电子健康素养

健康素养：指的是获取、理解和使用信息以促进和保持健康所需的个人、认知和社交技能[64]。它还涵盖成功利用和调整健康环境的能力。这对许多老年人构成了挑战，特别是当他们患有一种或多种复杂的慢性疾病时。

电子健康或数字健康素养：与健康素养密切相关，但具体涉及使用数字技术来管理健康，即"从互联网来源寻找、发现、理解和评估健康信息并应用所获得的知识的能力去解决健康问题"[69]。

问题目前被视为一个非常重要的公共卫生问题，也是健康促进努力的关键因素，以实现总体上更健康的社会，以及为所有人带来更健康的结果，即使面临一种或多种残疾[65]。据报道，自我报告的健康素养较低的人不太愿意接受健康教育，也不太可能使用疾病预防服务或成功管理其慢性病[66]。该人群也不太可能使用搜索引擎在线查找信息，但更有可能从社交网站获取健康信息或使用与健康相关的应用程序[67]。人们提出了各种策略来解决健康素养低下的问题，并使健康信息为全体人口提供，有用且易于理解[67]。其中包括使用视觉教具和消除专业行话[67]。将互联网医疗选项纳入健康照护（例如社交媒体和健康网站）也可能会增强对不同治疗方案的参与度[68]。然而，需要确保在线平台直观且易于访问，适应当地需求并定期更新[68]。

职业和工作因素。职业和工作因素与许多骨关节炎的结局有关，应予以探讨。越来越多的证据表明，某些职业与骨关节炎的发生和进展有关[41, 70-72]，在某些情况下可能与全因死亡率增加、抑郁、焦虑和睡眠质量差有关[71]。除了工作类型外，工作场所的支持也是一个重要的考虑因素。在高收入国家里，缺乏雇主和同事的支持和低工作灵活性已被强调为骨关节炎患者获得照护的障碍[73]。缺乏支持可能会导致就业发生变化[48]，并被认为是失业或提前退休的主要原因[74-75]。对于想要或需要工作的年轻人来说，这尤其成问题[48]。在低收入和中等收入国家，工作场所限制对骨关节炎的支持可能更具挑战性[51]，因此，有必要讨论如何处理这种情况。

社会环境和社会凝聚力因素。社会环境和社会凝聚力是计划和提供照护的主要考虑因素。家庭、社会和社区参与往往受到骨关节炎的负面影响，导致患者的独立性下降和生活质量下降[48, 53-54, 60]。社会参与受限、社会孤立和孤独也可能是患骨关节炎的一个重大社会后果，并与较差的心理和身体健康有关[76]。对于处在不良社会情况的人，应改善当地社会和社区网络的识别和使用，并加强现有的人际关系[77]。

建筑环境和当地社区。建筑环境、社会决定因素和骨关节炎结局之间存在密切联系。"建筑环境"包括人们生活、工作和社交的所有空间，以及人们在这些空间之间移动的方式[78]。它包括被人类改造的空间元素，包括街道、房屋、商业空间、绿色和开放空间以及类似的空间[42]。在最初的规划和目标设定阶段，应探索利用当地社区加强骨关节炎照护的机会。例如，增加身体活动的机会，例如休闲步行或主动交通（例如步行或骑自行车上班）。让人们出去在社区里走动也可以促进更多的社交互动，这对于培养心理健康的适应能力和防止孤独非常重要[49]。

案例分析

史蒂芬使用生物-心理-社会方法完成了与卡特里娜的初步咨询。在查看表10.2后，史蒂芬指出了以下注意事项：

以人为中心的考虑因素：因预期手术是不可避免的、年轻时物理治疗失败、心理健康状况不佳、身体限制（运动耐力100 m和爬楼梯困难）而受到限制。对近距离停车位和休息时间有要求。

临床评估（每个领域）：

1. 身体活动和锻炼：个人报告的测量结果在膝关节功能障碍和骨关节炎结果评分（KOOS）[31]中得分较低（0最差；100最佳）。根据世界卫生组织身体活动指南，身体活动欠佳、肌肉无力（股四头肌和臀肌）、功能表现测试得分较低（40 MWT 45 s、TUG 11.3 s），并

且她出现疼痛干扰（VAS 7/10和肌肉骨骼评估异常性疼痛）。

2. 营养和体重管理：BMI 33 kg/m²，腰围108 cm，报告行为饮食。不符合营养要求。

3. 情绪和睡眠：个人报告的结果测量，抑郁症、合并症（体重超过健康体重、抑郁症和使用CPAP呼吸机的睡眠呼吸暂停）、对运动的恐惧、自我效能低、睡眠质量差（醒来后提不起精神，抱怨疲劳）在DASS21[27]上得分较高。

4. 日常生活活动（图10.8）：爬楼梯和从椅子上站立困难，KOOS的个人报告结果测量（参见KOOS ADL子量表）如上所述。肌肉无力，疼痛干扰。功能表现测试情况如上所述。

四、创建照护途径并使其适应不同的环境

正如前面所强调的，所有骨关节炎照护途径都应该理想地结合关键的循证治疗，根据个人的需求量身定制。照护服务应为具有复杂表现的人提供支持，在需要时启用跨专业或多学科投入，并在提供照护的不同医疗卫生人员之间保持一致。提供生活方式支持或其他帮助以实现自我管理和长期行为改变的其他服务也至关重要。然而，在现实世界中提供这种照护需要采取务实的方法。因此，虽然照护服务的"内容"应该相似，但照护的"方式"可以根据临床环境的规模和组织结构进行调整。在本节中，我们将介绍现有照护途径的示例，并讨论使其适应不同临床环境的注意事项。

骨关节炎管理方案。骨关节炎管理方案（OAMP）是一项以证据为基础、以人为中心的骨关节炎照护方案旨在提供跨专业照护。它们可以采取多种形式；然而，OAMP[79]的显着特征是量身定制的照护方案，作为具有纵向再评估和进阶的一系列管理的提供；其中包括两个或多个建议的关键组成部分作为标准，即自我管理的患者教育、锻炼和身体活动、以及减重（图10.9）。OAMP还应根据需要提供一系列基于证据的辅助治疗选择。OAMP的优势在于能够提供骨关节炎患者所需的量身定制的跨专业照护，同时适应不同的患者数量[80]。然而，这些跨专业计划的运行可能需要大量人员和资

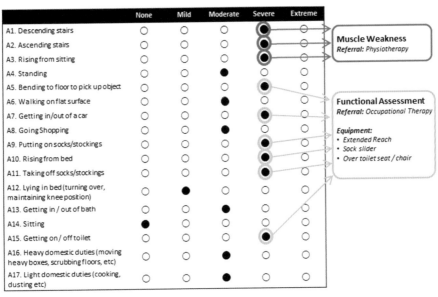

图 10.8　Using the Knee Injury and Osteoarthritis Outcome Score（KOOS）-Activities of Daily Living（ADL）subscale to inform clinical reasoning. Katrina completed the KOOS questionnaire.[31] This figure shows a snapshot of one of the five domains covered in the KOOS and how the raw scores could be used in a clinical setting. Stephen used the raw scores from the KOOS ADL subscale to help inform his clinical decision-making，based on Katrina's functional problems. From these scores，Stephen suggested to Katrina she would benefit from undertaking some muscle strengthening as part of her physiotherapy program. Stephen also suggested to Katrina that an Occupational Therapist could discuss different exercises and equipment options that could help her improve her everyday activities. The KOOS ADL subscale question is "What difficulty have you experienced in your knee in the last week？"（应版权方要求保留英文）

源，并且可能需要政府、保险公司或当地卫生服务机构的大力支持。这些计划包括澳大利亚骨关节炎慢性照护计划[14]、西欧骨关节炎关节实施指南（JIGSAW-E）[81]，以及美国的关节健康项目[82]。

　　基于诊所的计划。 有几种由特定医疗卫生人员主导的照护途径，通常是通过私人诊所或个别医院门诊部进行的。比如，"GLA：D"[83]、"更好地管理骨关节炎患者（BOA）"和"积极治疗骨关节炎（AktivA）计划"，都是以物理治疗为主导的计划，并提供一系列教育、锻炼和身体活动。患者通常不会寻求矫形器、体重管理、药物治疗或关节置换手术。其中许多计划也为对骨关节炎管理感兴趣的临床工作者提供培训课程。另一个例子是英国的 ESCAPE-pain（远离疼痛）计划[84]，这是一项针对慢性膝关节和髋关节疼痛患者的团体康复计划。

　　线上项目。 骨关节炎的线上管理选择可用性较高。这些对于在小型或资源匮乏的环境中单独工作的临床工作者或喜欢线上服务的患者可能很受用。比如荷兰的项目 Join2-move[85]，提供了八个模块，专门用于骨关节炎教育、改善身体活动并通过结构化目标的制定来减少疼痛。ESCAPE-pain 和 BOA（即，Joint Academy，"关节学院"[86]）计划也有相关的线上医疗服务选项。

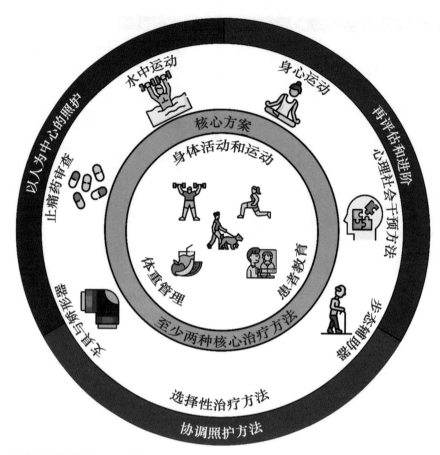

图 10.9　骨关节炎管理方案，也称为 OAMP，是一项以证据为基础、"以人为中心"的骨关节炎照护方案，旨在提供跨专业管理。OAMP 被定义为量身定制的管理方案，通过纵向再评估和进阶来提供；并且至少提供两个关键的推荐管理内容作为标准（例如，自我管理教育、锻炼和身体活动以及减重）。除了核心治疗外，OAMP 还可以为参与者提供额外的辅助治疗选择。*From Kobayashi et al. A Framework to Guide the Development of Health Care Professional Education and Training in Best Evidence Osteoarthritis Care. Geriatr Med 2022；38（2），361-384，with permission.*

五、加强资源匮乏地区的骨关节炎照护

在资源匮乏地区（例如低收入和中等收入国家或农村和偏远地区诊所）工作的医疗卫生人员可能不容易接触到其他医疗卫生人员或获得服务来帮助提供照护[87]。他们也可能仅从事初级保健，而骨关节炎并不是他们的主要执业范围。因此，与在资源丰富的环境中工作的人相比，他们在提供照护方面可能面临更大的障碍。图 10.10 提供了在资源匮乏地区工作的临床工作者所发现的提供照护存在障碍的例子。以下部分介绍了可用于在这些环境中加强管理并鼓励跨专业或多学科照护的策略[87]。

通过高质量、循证的教育和培训提高当地医疗卫生人员的技能。为这些环境中负责治疗骨关节炎的医疗卫生人员提供高质量的教育和培训对于改善照护服务至关重要[88]。提供有关如何诊断、监测和管理骨关节炎的教育和培训可以使这些在资源匮乏地区的初

不公平
- 某些人群的医疗保健需求未得到满足
- 农村与城市的差距
- 公共设施维护不善
- 政府服务支出不足

无法支付
- 照护费用昂贵
- 缺乏全民医疗保健
- 无法获得私人医疗保健
- 承受大量自付费用

无法协调
- 未满足的医疗保健需求
- 缺乏自我管理的教育和支持
- 医疗保健系统无力管理复杂的慢性病
- 人们只提供"低价值"的照护选择（例如注射、药物、手术）
- 缺乏多学科照护

不认为重要
- 不把骨关节炎视为"重要"的疾病
- 没有本地高质量数据
- 没有持续的数据收集
- 缺乏本地研究

缺乏经验
- 缺乏熟练、经验丰富的骨关节炎临床工作者
- 缺乏高质量的培训和教材
- 指导方针的实施因培训不足而受到限制
- 骨关节炎患者健康素养差加剧了低照护质量

图 10.10　在资源匮乏地区提供照护的障碍：与在资源丰富地区工作的临床工作者相比，在农村和偏远地区或中低收入国家等资源匮乏地区工作的临床工作者可能面临更大的照护障碍。下图显示了这些障碍的示例，但您的临床环境中可能还存在许多其他的障碍。*From Eyles et al. Implementation of best-evidence osteoarthritis care：perspectives on challenges for，and opportunities from，low and middle-income countries. Front. Rehabil. Sci. 2022；2，with permission.Copyright © 2022 Eyles，Sharma，Telles，Namane，Hunter and Bowden.*

级医疗卫生人员能够提供关键的循证治疗。它还可以帮助初级医疗卫生人员了解何时将患者转诊给专家或专职医疗人员。在某些情况下，由于缺乏其他服务或医疗卫生人员，可能需要由一名临床工作者提供"多学科"骨关节炎照护。这在资源贫乏或农村和偏远地区很常见。经验丰富的医疗卫生人员也许能够通过提高传统角色之外的专业活动技能来承担"扩展的实践范围"。例如，在偏远地区工作的执业护士可能是唯一可用的医疗卫生人员，并且需要提供对各种情况的照护。

采用远程提供的服务和技术。当地可能没有医疗专业人员可以提供所需的健康服务

或干预。然而，医疗卫生人员或其患者可能能够远程获得这种服务。利用互联网医疗技术可以成为实施跨专业照护模式的有效且可持续的方式[89]。同样重要的是，要承认资源匮乏环境中存在的基础设施障碍，例如高速互联网和数据成本，这对于基于互联网医疗的跨专业照护模式至关重要。

利用现有的慢性病管理服务。 在某些情况下，针对糖尿病和心血管疾病等其他疾病的慢性病管理服务可能已经存在。这些服务通常有一支由初级保健专业人员组成的多学科团队，其具有骨关节炎许多常见合并症的专业知识。

获得患者和医疗卫生专业教育的现有资源。 有许多供患者和医疗卫生人员免费使用的教育资源，可以在线获取或联系相关组织（第四章）。值得注意的是，患者教育与运动疗法相结合是最有效的[90]。

六、将循证照护纳入临床实践

目前的循证照护包括生活方式管理、社会心理、身心、药理学和手术方式，旨在缓解疼痛、改善关节功能、改善日常功能、社会参与和改变骨关节炎进展的危险因素。提供最好的照护不仅是一种道德责任，而且要遵循循证的原则，通过根据最新研究来管理骨关节炎临床实践。然而，随着新研究证据的出现，循证照护正在不断变化和发展。对于医疗卫生人员来说，识别和实施科学证据可能具有挑战性，特别是对于那些单独工作、无法轻松获取研究内容或没有研究方法经验的人。本节将讨论如何随时了解当前推荐的基于证据的骨关节炎治疗的变化，并将其纳入您的临床实践。

要了解循证照护如何帮助改进实践，两个基本原则很重要：

（1）认识到仅靠科学证据不足以指导决策（框 10.4）；

（2）证据的层次结构可以帮助指导您对可用信息来源的决策。

（一）在循证照护中使用证据金字塔（证据级别）

在研究中，有七个级别的证据，可以指导任何需要确定最佳科学证据来为管理和照护提供信息的人的决策。这通常以证据金字塔或表格的形式呈现，质量和证据最强的研究位于顶部，可信度较低的研究位于底部[93-94]（图 10.11）。管理骨关节炎患者的医疗卫生人员应该渴望使用金字塔顶端的证据类型，即临床实践指南、荟萃分析和系统综述以及高质量的随机对照试验。

框 10.4　骨关节炎的循证照护

骨关节炎的循证照护可以定义为"以最佳方式管理骨关节炎的正式照护过程"[91-92]。这可能涉及以下方面的合并：

- 医疗卫生人员识别、搜索和解释最佳科学证据的结果；

- 利用他们的临床专业知识和经验做出照护决策；

- 考虑患者的偏好和价值观，以及做出决定的背景。

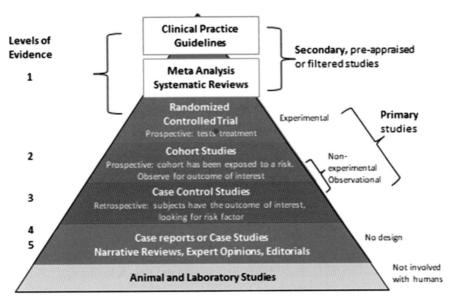

图 10.11 Evidence pyramid and levels of evidence. The evidence pyramid can be used by health professionals to guide decisions on the quality of the research before adopting new findings into their clinical practice. Evidence at the top of the pyramid has the strongest quality，while those at the bottom have weak evidence. After evaluating the strength of the evidence and determining its relevance，a decision can be made to discuss the outcome of the study with the individual patient. Discussions with expert colleagues may be also required，where findings of the research and the outcomes of the treatments are shared. *From Forrest JL，Miller SA. EBDM in Action：Developing Competence in EB Practice. EbdLibrary；2016；Forrest JL，Miller SA. with permission.*（应版权方要求保留英文）

　　由医疗卫生人员使用证据金字塔来确定研究是否具有高质量。根据循证照护的原则，对个体骨关节炎患者的管理不能仅基于人群的研究。在评估证据的强度并确定其相关性后，可以决定与个别患者讨论研究结果。可能还需要与其他专家同事进行讨论，分享研究结果和治疗结果。

临床实践要点：请记住确保所使用的任何信息或资源都是最新的并且来自可靠的来源。问你自己：

1. 该信息的作者是谁？

2. 该信息是谁、在哪里发布的？

3. 资源包含哪些信息？

4. 信息发布或最后更新是什么时候？

5. 作者为什么创建源代码？

6. 作者或出版商的推荐是否存在利益冲突？

（二）指导决策的顶级证据

- **临床指南**：临床实践指南应该是治疗建议的首要来源。有许多现成的国际临床指南提供了骨关节炎最佳实践管理的最新信息，这些指南通常由领先的健康专业人士或研究组织制定[45, 95-96]。其他国家或专业组织可能也有自己的指南，可能更适合当地需求。针对膝关节和髋关节骨关节炎的指南通常更容易获得，但也有针对手部关节骨关节炎的指南[97]。值得注意的是，自我管理教育、锻炼和身体活动以及体重管理等关键一线干预建议在所有临床指南中都是一致的。然而，有关其他辅助疗法的建议可能有所不同。请注意确保您使用的是最新的指南，以及是与您的国家和实践范围最相关的指南。

- **荟萃分析和系统综述以及高质量的随机对照试验**：大多数临床指南都会定期更新，然而，新的研究可能会在修订之间发表，并且可能需要考虑其他主要信息来源，例如系统综述和高质量随机对照试验。荟萃分析和系统综述是证据的综合，也是帮助临床决策的良好信息来源。Cochrane 图书馆和 PEDro（物理治疗证据数据库）是医疗卫生人员使用严格研究方法识别高质量证据的有用数据库。

（三）其他可靠的信息来源

还有许多其他可靠的信息来源和合作论坛可供医疗卫生人员用于治疗和管理骨关节炎。一些例子包括：

- **与时俱进的研究**：当前研究结果的更新和专家评论通常由专业机构（例如，全科医学、风湿病学、物理治疗学机构）、科学期刊（例如，*UpToDate*）或组织协会（例如，澳大利亚关节炎协会、关节炎基金会、关节炎协会）发表。可以在科学数据库或谷歌学术等服务中设置通知提醒，以便在新研究发表时提醒您。

- **讨论组**：国际讨论小组向管理和治疗骨关节炎患者的医疗卫生人员开放，骨关节炎国际研究协会（OARSI）全年举办多个由骨关节炎研究专家领导的特殊兴趣讨论小组。最近的讨论组包括康复、手部关节骨关节炎、足部和踝部关节骨关节炎、预防和脊柱骨关节炎。OARSI 组织下的 Joint Effort Initiative[98]是一个专注于骨关节炎管理方案在国际实施的讨论组，并在该领域发表了多篇论文[21, 79, 87]。

- **在线存储库**：医疗卫生人员可以通过通常由骨关节炎研究中心建立的在线存储库获取有关骨关节炎的最新信息。例如，versus Arthritis（英国）[99]、My Joint Pain（澳大利亚关节炎协会）[100]、骨关节炎行动联盟（美国）[101]和关节炎基金会（美国）[102]提供各类资源来帮助医疗卫生人员解释指南、实施循证照护以及了解与骨关节炎相关的常见主题。所有网站都有专门针对医疗卫生人员的链接。

- **播客**：在 COVID-19 大流行之后，Joint Action 发布了一系列播客，邀请骨关节炎研究人员、临床工作者和专家讨论与最新研究以及骨关节炎管理、治疗和照护相关的具体主题。

- **专业发展**：专业发展机会/继续教育通常由专业协会、不同的骨关节炎项目和组织提供。它们可能以短期课程、在线模块或网络研讨会的形式提供。可以寻找您所在地区的继续教育机会。

- **实践社群**：实践社群是一群拥有共同关注点、一系列问题或对某一主题感兴趣的专业人士，他们聚集在一起实现个人和团体目标。这群专业人士通常专注于分享最佳实践和创造新知识，以推进专业实践领域的发展。它们可以是地方性的、国家性的或国际性的。知识共享的一个重要方面是持续的互动。传统上，实践社群在地方或国家活动中依赖于面对面的会议。然而，从国际角度来看，使用基于网络的协作环境来沟通、联系和开展社群活动可能是最好的方法。

- **同伴指导**：同伴指导可用于支持专业人员提供循证照护。这可以通过接受具有更专业知识的其他人的个人指导或参加同行指导研讨会来实现。

- **知识传播和信息共享**：可以在其他论坛（例如同行评审的期刊和会议）中获取和分享知识。一些组织可能为临床工作者提供骨关节炎资源，定期举办期刊俱乐部来讨论新研究，每个月发布时事通讯或定期发送电子邮件。

七、结语

在本章中，我们讨论了医疗卫生人员如何在现代照护框架内为骨关节炎患者提供循证照护。我们已经看到使用以人为中心的原则、慢性病照护模型、跨专业和多学科照护的重要性，以及不同的健康和非健康因素如何影响所提供的照护。我们讨论了成功提供服务的基本原则，并为临床工作者在与患者沟通时提供了一个框架来考虑。最后，我们建议了如何及时了解不断更新的科研证据，以确保您在临床实践中提供最新且准确的循证照护。

参考文献请扫描书末二维码

全书参考文献请扫描下方二维码